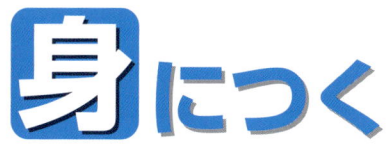

身につく
結膜疾患の診断と治療

著 | 横浜市立大学医学部眼科 臨床教授
　　 ルミネはたの眼科 院長

秦野　寛

金原出版株式会社

「身につくシリーズ」刊行にあたって

　外界の情報は眼から80％入るといわれている．そこで，一生において，眼は健全に保たれることが大切であり，ここに眼科医の役割がある．眼科は専門性の高い科であり，今や，眼球は種々の機器を駆使して眼球全体を隈なく見ることができ，この結果を診断に役立てている．そして，眼球に関する手術を含めた治療法の向上にも役立っている．そこで，眼科医は種々の機器の正確な使用法とその所見の読み方に精通して，その結果を診断や治療に役立てなければならない．

　最近の眼科検査機器の進歩は目覚しい．網膜の組織切片が生体眼で得られたり，これを3次元的に観察が可能になったり，視細胞が映像で捕らえられたりなど新しい検査機器によって細部までの観察が可能になり，診断の精度も増してきた．しかし，このような新しい機器を使用することには興味はあるが，特に，研修医は先ず，従来の基本的一般検査を正確な手技でできることが大切である．研修医のうちに，基本的手技がマスターできていないときとか，所見の見方が身についていないときには，一生，不確実な所見しか得られず，また，正確な診断ができずに，不十分な診療に終わる可能性がある．例えば，細隙灯顕微鏡は診療上，必ず使用する機器であるが，種々の検査手法があり，この機器のあらゆる操作をマスターし，見るべき所見を知っていれば，多くの重要な所見を把握でき，診断の力量も違ってくる．眼底検査にしても双眼倒像検眼鏡の使用法を最初からマスターすることが大切で，これによって圧迫子の使用が可能になり，眼球の内面すべてを観察することができる．蛍光眼底造影法，隅角検査なども検査の力量が問題になるが，一方では，得られた所見を正確に読めて診断治療に結びつけなければならない．そこで，疾患も含めて広い知識も必要である．すなわち，検査で何がわかるか，これが診断にどのように利用できるかを考えながら検査をすることが大切である．第一歩は基礎的な検査に精通することとこれを診断治療に如何に利用できるかを身につけることが大切であり，次の段階で新しい高度の機器の使用に熟練することが求められる．

　従来，検査法に関する書籍は多く見られるが，各手技や重要な疾患を1冊の本にコンパクトにまとめたものは少ない．本シリーズではシェーマ，イラストや写真を多用して，図を見ながら自然と検査手技や知識が頭に入るようにわかりやすく順を追って記載して頂いているので，必ずや，研修医や眼科臨床医にとって，身につくシリーズになると思う．

2010年10月

監修　所　敬

執筆協力者（五十音順）

大石正夫　白根健生病院眼科

小幡博人　自治医科大学眼科

吉川　洋　九州大学医学部眼科

鈴木　崇　愛媛大学医学部眼科

孫　鳳銘　小田原市立病院眼科

中川　尚　徳島診療所

はしがき

　昨今，情報があふれている．医療でも書籍，PR紙，CD-ROM，ネット記事など，どれに時間を使うかで迷い，かなりの決断を要する．どの情報を捨てるかに命運がかかる．捨てる毎日と言っていい．アナログ時代のついこの間まで，自分の書いた原稿が活字になれば，胸が躍った．手書き原稿がやっと日眼会誌として届いた時の喜びは忘れ難い．もはや，その感動はない．自作の記事すら消耗品，消費物の感がある．

　世にいう教科書も最近は専門分化とともに，シリーズ化し，その書籍量は膨大である．初学者にとって選択幅が拡がるということは，選択に迷うということである．「教科書が辞書化している」からである．小生もそのいくつかに書かせていただいた．回を重ねると新知見も乏しく，自分の情報発信がだんだん空しくなって行く．そろそろ，自分なりに結膜を整理したいと思っていた．折しも金原出版から結膜疾患の単著執筆のお誘いを受けた．自分はこの本を，いわゆる古典的な意味での"初学者に対する結膜の教科書"を目指して書いた．出版社の企画はさておき，「結膜Outlook」がさしずめ，著者がこの本に持つイメージである．将来の再版と充実を夢見て，広く諸兄妹のご批評，ご参加を願いたい．

　最後に，本書の企画立案から最後まで全面的にバックアップいただいた所　敬先生，小生の門外漢分野である腫瘍編について親切なご助言をいただいた小幡博人先生，貴重な資料を提供いただいた先生方，また忍耐強く編集に対応して下さった金原出版の中立稔生氏に深く感謝したい．

　2012年9月31日

　　　　　　　　　　　　　　　　　　　　　　　　　　　　　　　　　　　　　　　秦野　寛

結膜の構造・生理・病態

基本編 構　造

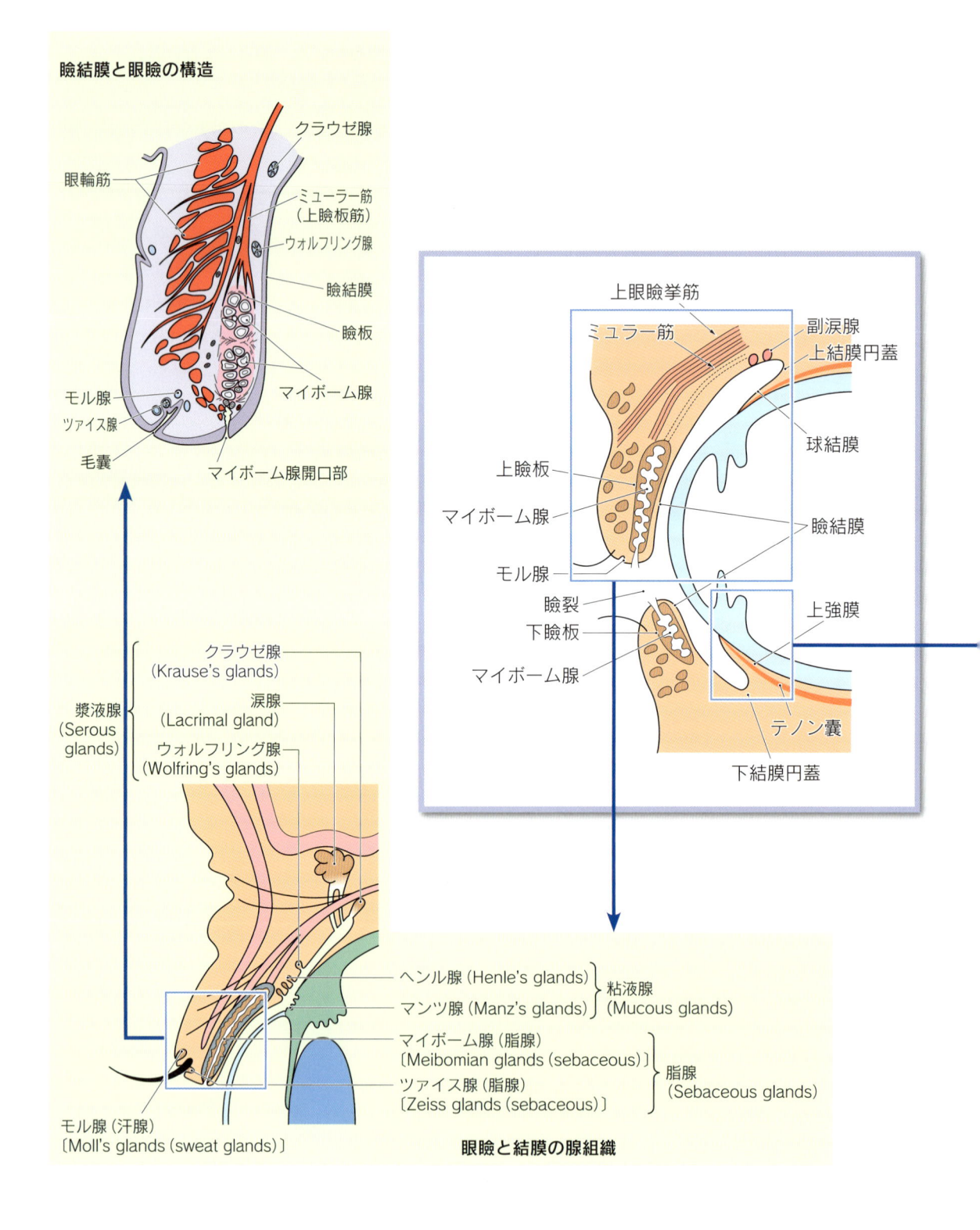

瞼結膜と眼瞼の構造

- クラウゼ腺
- 眼輪筋
- ミューラー筋（上瞼板筋）
- ウォルフリング腺
- 瞼結膜
- 瞼板
- モル腺
- ツァイス腺
- マイボーム腺
- 毛嚢
- マイボーム腺開口部

漿液腺（Serous glands）
- クラウゼ腺（Krause's glands）
- 涙腺（Lacrimal gland）
- ウォルフリング腺（Wolfring's glands）

粘液腺（Mucous glands）
- ヘンル腺（Henle's glands）
- マンツ腺（Manz's glands）

脂腺（Sebaceous glands）
- マイボーム腺（脂腺）〔Meibomian glands (sebaceous)〕
- ツァイス腺（脂腺）〔Zeiss glands (sebaceous)〕

モル腺（汗腺）〔Moll's glands (sweat glands)〕

眼瞼と結膜の腺組織

- 上眼瞼挙筋
- ミューラー筋
- 副涙腺
- 上結膜円蓋
- 球結膜
- 上瞼板
- マイボーム腺
- 瞼結膜
- モル腺
- 瞼裂
- 下瞼板
- マイボーム腺
- 上強膜
- テノン嚢
- 下結膜円蓋

外眼部の前面構造

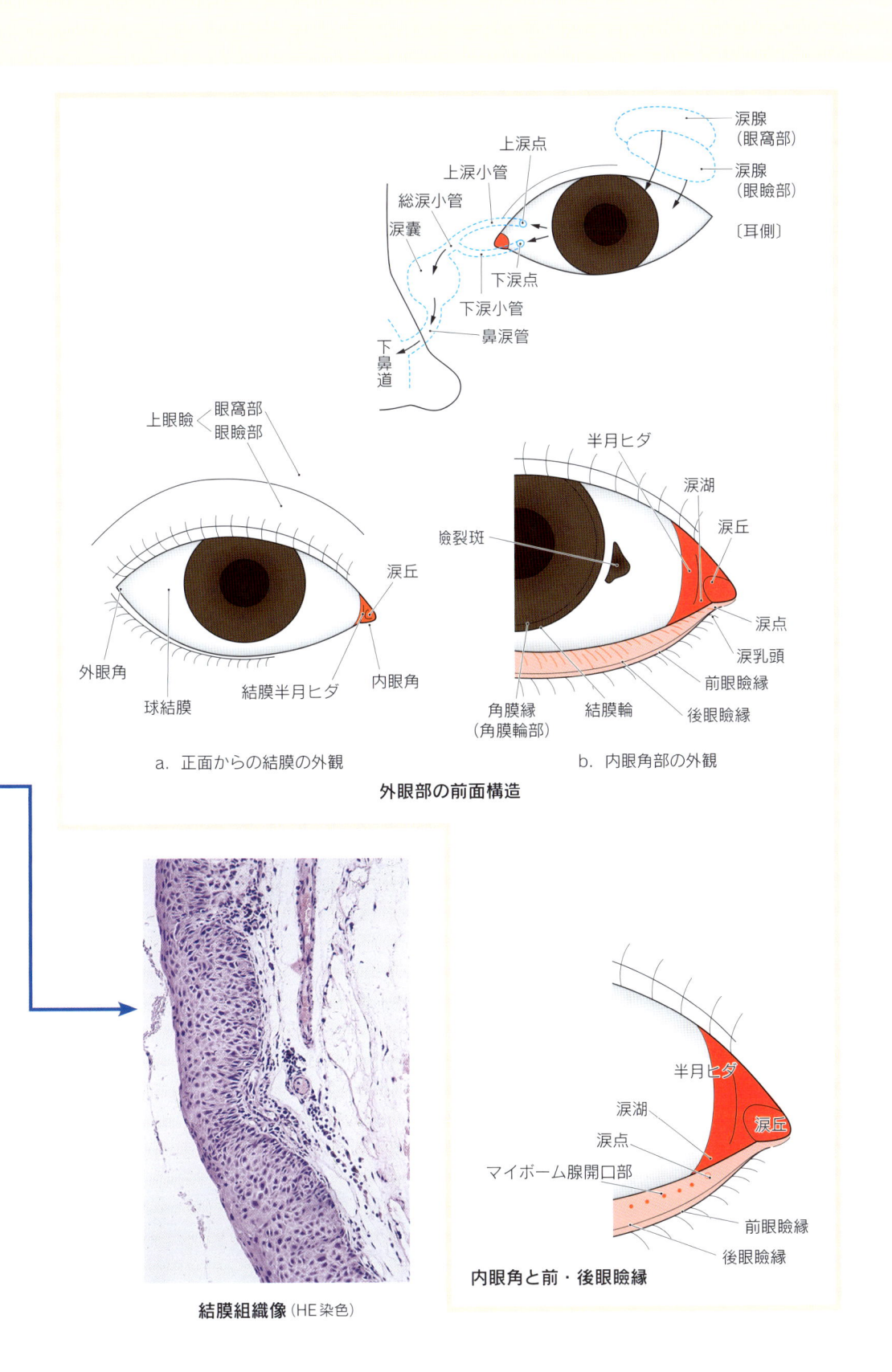

a. 正面からの結膜の外観

b. 内眼角部の外観

内眼角と前・後眼瞼縁

結膜組織像(HE染色)

結膜の構造・生理・病態

中級編 生　理

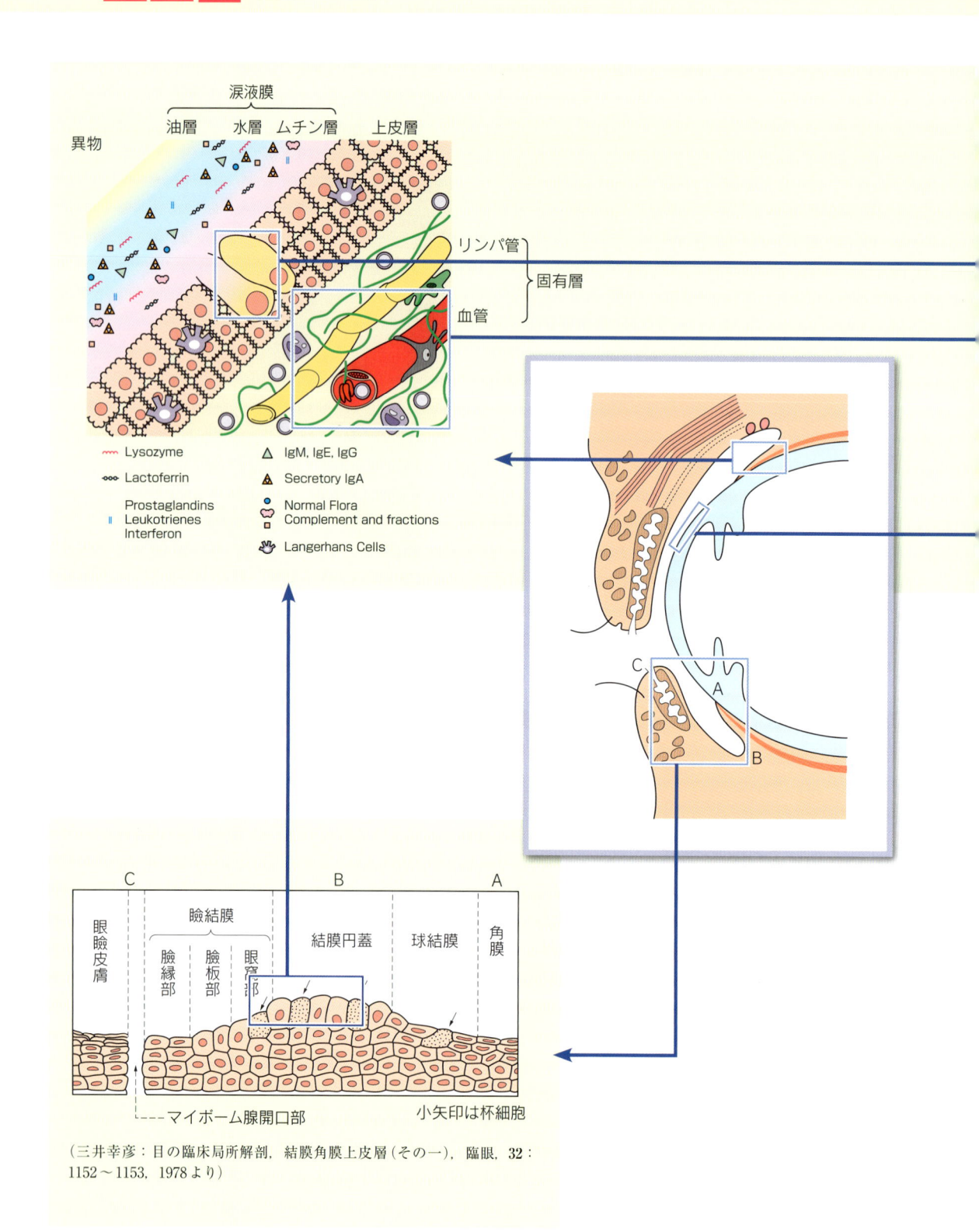

涙液膜
- 油層
- 水層
- ムチン層

上皮層

異物

リンパ管
固有層
血管

- ～～ Lysozyme
- ∞ Lactoferrin
- Prostaglandins
- Leukotrienes
- Interferon
- △ IgM, IgE, IgG
- ▲ Secretory IgA
- ● Normal Flora
- ▨ Complement and fractions
- 🖐 Langerhans Cells

C　　　　　B　　　　　A

眼瞼皮膚 ｜ 瞼結膜（瞼縁部・瞼板部・眼窩部）｜ 結膜円蓋 ｜ 球結膜 ｜ 角膜

---マイボーム腺開口部　　　小矢印は杯細胞

（三井幸彦：目の臨床局所解剖，結膜角膜上皮層（その一），臨眼，**32**：1152～1153，1978より）

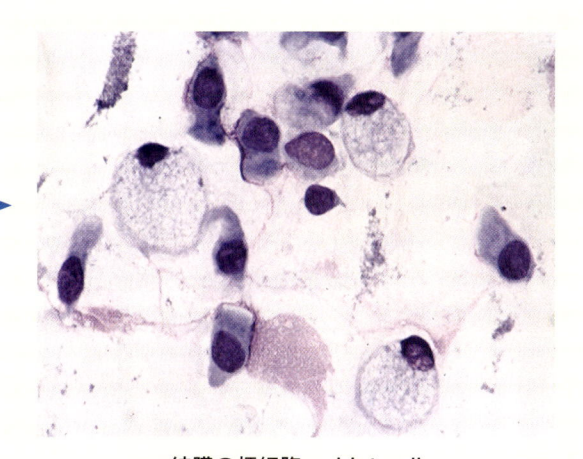

結膜の杯細胞 goblet cell
(結膜擦過標本のギムザ染色；丸型ワイングラスの底に赤ワインがたまっている様に類似する)

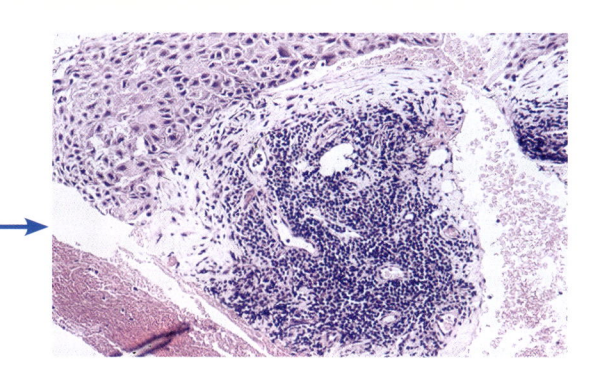

結膜のリンパ組織
germinal center (HE染色)

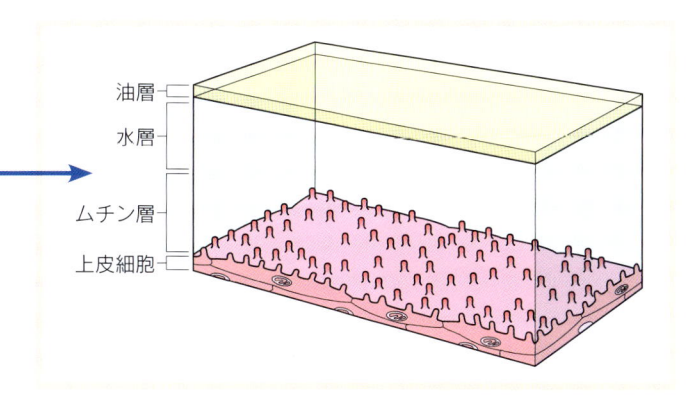

油層
水層
ムチン層
上皮細胞

正常涙液膜の三層構造

目　次

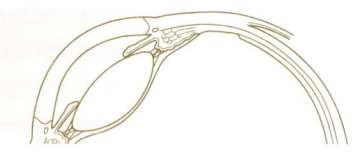

Introduction　結膜疾患の捉え方の基本 — 1
- ① 炎症の診方 — 1
- ② 感染症の捉え方 "感染症の診断は刑事捜査" — 2
  - A　7つの感染部位；犯行現場 — 2
  - B　5つの感染微生物；犯人 — 2
  - C　3つの検査法；刑事捜査 — 3

I　解剖 — 5
- ① 瞼結膜，結膜円蓋，球結膜 — 6
  - A　瞼結膜 — 6
  - B　結膜円蓋 — 7
  - C　球結膜 — 7
- ② 結膜の組織構造 — 7
  - A　上皮 — 7
  - B　固有層 — 8
- ③ 結膜腺 — 9
- ④ 血管系 — 9
- ⑤ リンパ管系 — 10
- ⑥ 神経系 — 10

II　生理 — 11
- ① 防御機構 — 11
- ② 結膜常在菌 — 13

III　結膜の症候 — 15
- ① 眼脂 (discharge) — 15
  - A　膿性眼脂 (purulent discharge) — 16

	B 粘液性眼脂 (mucinous discharge)	16
	C 水様性・漿液性眼脂 (watery-serous discharge)	16
② 充血		19
	A 結膜充血	19
	B 毛様充血	20
	C 混合充血	20
	D 充血の鑑別	20
③ 乳頭		22
④ 濾胞		23
⑤ 色素沈着		23
⑥ 偽膜		24
⑦ 結膜浮腫		25
⑧ 結膜下出血		25
⑨ 瘢痕		26

IV 診断 —————————————————————— 29

① 擦過塗抹検査 …………………………………………… 29
　A 塗抹検鏡の意義 …………………………………… 29
　B 擦過塗抹の手順 …………………………………… 29
　C 染色 ……………………………………………… 32
　D 代表的細菌鏡検像 ………………………………… 34
　E 検鏡像のアーチファクト …………………………… 36
② 培養検査 ………………………………………………… 36
　A サンプリング ……………………………………… 36
　B 培地 ……………………………………………… 36
③ 検鏡と培養の比較 ……………………………………… 37

V 結膜炎の症候と原因 ————————————————— 39

① 化膿性結膜炎 (purulent conjunctivitis) ……………… 39
② カタル性結膜炎 (catarrhal conjunctivitis) …………… 40

		A	急性カタル性結膜炎 (acute catarrhal conjunctivitis) ………………………… 40

- **A** 急性カタル性結膜炎 (acute catarrhal conjunctivitis) ………………………………… 40
- **B** 慢性カタル性結膜炎 (chronic catarrhal conjunctivitis) ……………………………… 41
- (3) 濾胞性結膜炎 (follicular conjunctivitis) …………………………………………………… 41
  - **A** 急性濾胞性結膜炎 ……………………………………………………………………… 41
  - **B** 慢性濾胞性結膜炎 ……………………………………………………………………… 41
  - **C** 結膜濾胞症 …………………………………………………………………………… 42
- (4) 乳頭性結膜炎 (papillary conjunctivitis) …………………………………………………… 42
- (5) 偽膜性結膜炎 (pseudomembranous conjunctivitis) …………………………………… 43
- (6) 潰瘍性結膜炎 ………………………………………………………………………………… 44
- (7) 眼瞼結膜炎 …………………………………………………………………………………… 44
- (8) 眼角結膜炎 …………………………………………………………………………………… 44

VI 結膜の消毒 — 47

- (1) 結膜消毒の意義 ……………………………………………………………………………… 47
- (2) 消毒の3要素「温濃時の変」……………………………………………………………… 48
  - **A** 温度の影響 ……………………………………………………………………………… 48
  - **B** 濃度・時間の影響 (温度20℃) ……………………………………………………… 49
  - **C** PAヨードの安定性 ……………………………………………………………………… 49
  - **D** オゾン水 ………………………………………………………………………………… 52

VII 細菌性結膜炎 — 53

- (1) 結膜炎と角膜炎 起炎菌の不思議 ………………………………………………………… 53
- (2) 結膜炎にみられる世代 ……………………………………………………………………… 54
- (3) 結膜炎 2つの病態 ………………………………………………………………………… 56
- (4) インフルエンザ菌結膜炎 …………………………………………………………………… 57
  - **A** 菌の基礎知識 …………………………………………………………………………… 57
  - **B** 臨床像 …………………………………………………………………………………… 58
  - **C** 治療 ……………………………………………………………………………………… 58
- (5) 肺炎球菌結膜炎 ……………………………………………………………………………… 58
  - **A** 菌の基礎知識 …………………………………………………………………………… 58
  - **B** 臨床像 …………………………………………………………………………………… 58
  - **C** 治療 ……………………………………………………………………………………… 59
- (6) 黄色ブドウ球菌結膜炎 ……………………………………………………………………… 59
  - **A** 菌の基礎知識 …………………………………………………………………………… 59

	B 臨床像	60
	C 治療	60
⑦	淋菌結膜炎（膿漏眼）	61
	A 菌の基礎知識	61
	B 臨床像	62
	C 治療	63
⑧	髄膜炎菌結膜炎	63
	A 菌の基礎知識	63
	B 臨床像	63
	C 治療	63
⑨	その他の菌	63
	A コッホ・ウィークス菌結膜炎	63
	B モラックス・アクセンフェルド桿菌結膜炎（眼角眼瞼結膜炎）	64
	C レンサ球菌結膜炎 (Streptococcal conjunctivitis)	65
	D コリネバクテリウム結膜炎	65
	E ジフテリア結膜炎 (diphtheritic conjunctivitis)	65
	F ブランハメラ結膜炎	66

Ⅷ　ウイルス性結膜炎 ———————————————— 67

①	急性濾胞性結膜炎	67
	A 流行性角結膜炎 epidemic keratoconjunctivitis (EKC)	67
	B 咽頭結膜熱 pharyngoconjunctival fever (PCF)	69
	C 急性出血性結膜炎 acute hemorrhagic conjunctivitis (AHC)	69
	D 単純ヘルペスウイルス結膜炎	70
	E ニューカッスル病結膜炎	71
②	慢性濾胞性結膜炎	71
	A 伝染性軟属腫ウイルス結膜炎	71
③	その他ウイルスによる結膜炎	72
	A 水痘・帯状疱疹ウイルス結膜炎	72
	B 麻疹ウイルス結膜炎	73

Ⅸ　クラミジア結膜炎 ———————————————— 75

①	封入体性結膜炎	75
	A 病原体の基礎知識	75

- **B** 臨床像 76
- **C** 診断 77
- **D** 治療 79
- ② トラコーマ 79

X リケッチア・真菌・寄生虫感染 ─────── 81

- ① リケッチア結膜炎 81
- ② 真菌性結膜炎 81
- ③ 寄生虫結膜炎 81

XI アレルギー ──────────────── 83

- ① アレルギー反応の分類 84
  - **A** Ⅰ型（アナフィラキシー・アトピー型） 84
  - **B** Ⅱ型（細胞溶解型） 84
  - **C** Ⅲ型（免疫複合体病型） 84
  - **D** Ⅳ型（遅延型アレルギー型） 84
- ② 結膜アレルギー 84
  - **A** アレルギー性結膜炎（allergic conjunctivitis）・花粉症（pollinosis） 84
  - **B** 春季カタル（vernal keratoconjunctivitis；VKC） 86
  - **C** アトピー性角結膜炎（atopic keratoconjunctivitis；AKC） 87
  - **D** 巨大乳頭性結膜炎（giant papillary conjunctivitis；GPC） ... 87
  - **E** 接触性皮膚炎・薬物アレルギー（contact dermatitis） 88
  - **F** フリクテン性結膜炎（phlyctenulosis） 89
- ③ アレルギー診断 89
- ④ アレルギーの治療 91

XII ドライアイ ──────────────── 93

- ① 乾性角結膜炎（keratoconjunctivitis sicca） 93
  - **A** 症状 94
  - **B** 検査 94
  - **C** 治療 96

- ② シェーグレン症候群 97
  - **A** 診断 98
  - **B** 治療 98
- ③ マイボーム腺機能不全（MGD） 99
- ④ 結膜乾燥症（xerophthalmia） 99

XIII その他の結膜炎（免疫病および類縁疾患に伴う結膜炎） ── 101

- ① 眼類天疱瘡（Ocular cicatricial pemphigoid） 101
- ② スティーブンス–ジョンソン症候群（Stevens-Johnson syndrome） 101
- ③ 移植片対宿主病（Graft Versus Host Disease；GVHD） 102
- ④ 上輪部角結膜炎（superior limbic keratoconjunctivitis；SLK） 103
- ⑤ パリノー眼リンパ節症候群（Parinaud's oculoglandular syndrome） 103
- ⑥ 木質結膜炎（ligneous conjunctivitis） 104

XIV 変性 ── 105

- ① 瞼裂斑 105
- ② 翼状片 105
- ③ 結膜結石 106
- ④ 結膜弛緩症 106
- ⑤ 色素沈着 108
- ⑥ 結膜アミロイド症 108

XV 腫瘍 ── 109

- ① 良性腫瘍 109
  - **A** 母斑 109
  - **B** 乳頭腫 109
  - **C** 血管腫 110
- ② 悪性腫瘍 110
  - **A** 結膜上皮内新生物（conjunctival intraepithelial neoplasia；CIN） 110
  - **B** 扁平上皮癌 110
  - **C** 悪性リンパ腫 111
  - **D** 悪性黒色腫（malignant melanoma） 111
- ③ 腫瘍性疾患 112

	A	結膜囊胞	112
	B	リンパ管拡張	113
	C	化膿性肉芽腫	113
	D	類皮腫（デルモイド）	113
	E	眼窩脂肪ヘルニア	114

XVI 外傷，濾過胞 — 115

① 外傷 — 115
- **A** 結膜下出血 — 115
- **B** 結膜裂傷 — 115
- **C** 結膜異物 — 116
- **D** 結膜熱傷 — 116
- **E** 結膜薬傷 — 116

② 濾過胞 — 117
- **A** 濾過胞穿孔 — 117
- **B** 濾過胞感染 — 117

主な点眼薬一覧 — 119
索 引 — 121

Introduction
結膜疾患の捉え方の基本

- 結膜疾患を診る際の基本的スタンスは以下のとおりである．
- まずは炎症か変性か？ が最初の岐路である．次は，炎症は感染か非感染か，変性は変性症か腫瘍かの4群別である．したがって，異常な結膜所見を認めたら，この4群のどれかを推測か断定することが，疾患対応の入口となる．
- 結膜疾患で問題となる群は，現実にはほとんどが炎症である．つまり結膜疾患の大半は結膜炎である．ここでは炎症所見の簡単な診方，そしてさらに炎症の主軸である感染症の overlook をしてみたい．

1 炎症の診方

- 病理における炎症の主要兆候は①充血：Rubor，②腫脹：Tumor，③疼痛：Dolor，④熱感：Calor の4つである．これらは，臨床的に目立つ（clinical）か否か（subclinical）は別として，原則的には多かれ少なかれ全て揃っている．臨床的に所見を認めることができるかどうかは評価法，判定精度の問題である．眼炎症

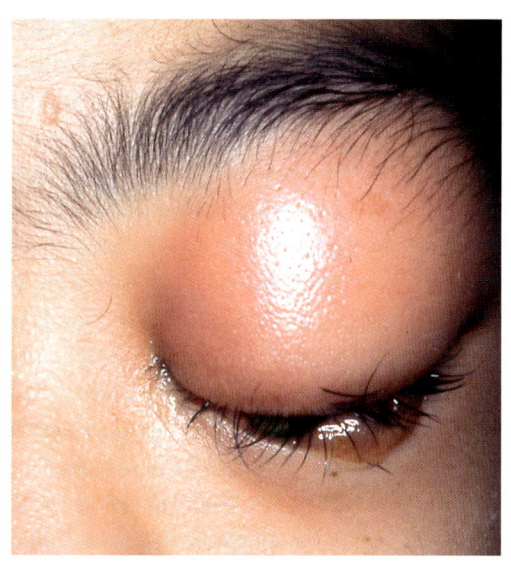

Rubor Tumor Dolor Calor
ルー　ツ　　どっ　か

図I　炎症の4兆候
小児のインフルエンザ菌眼窩蜂巣炎，ルーツは篩骨洞であった症例

でこれらが全て完璧に揃ってみられる疾患の代表の一つが図Ⅰに示した眼窩蜂巣炎である．
- 結膜炎では充血と腫脹（浮腫）は分かりやすいが，疼痛については全般に痛みというよりも異物感か搔痒感の知覚で現れる．
- 熱感が訴えられることは稀であるが，皆無ではない．いずれにせよ，炎症の診断で重要なことは原因物質や侵入経路など病気のルーツを明らかにすることである．
- <u>R</u>ubor（ルー）<u>T</u>umor（ツ）<u>D</u>olor（どっ）<u>C</u>alor（か）である．つまりルーツはどこか？　結膜炎で具体的に言えば，感染性結膜炎では起炎微生物と感染経路が重要であり，アレルギーではアレルゲンが重要である．
- 炎症の治療がある程度 empiric therapy になることはやむを得ないが，それで終わりにするべきではない．あくまでも最終的に原因検索にこだわるべきである．

2 感染症の捉え方 "感染症の診断は刑事捜査"

A 7つの感染部位；犯行現場

- 感染症の診断は刑事捜査や捕り物帳に似ている（図Ⅱ）．眼感染症を鳥瞰すると，感染部位は犯行現場であり，眼は大別すると7カ所ある．つまり眼球付属器である眼瞼・結膜・涙器・眼窩の4部位，眼球壁の角膜・強膜の2部位，最後は眼内の1部位であり，計7カ所となる．
- 犯行現場は複数にまたがり得るが，通常，原点は1つであるので，その場を特定することが重要となる（図Ⅲ）．

B 5つの感染微生物；犯人

- 現場検証をした後は，犯人がどのようなグループに属する微生物であるかを考え

7感染部位	眼瞼　結膜　涙器　眼窩　角膜　強膜　眼内
5病原体	ウイルス　細菌　クラミジア　真菌　寄生虫
3検査	塗抹　培養　血液

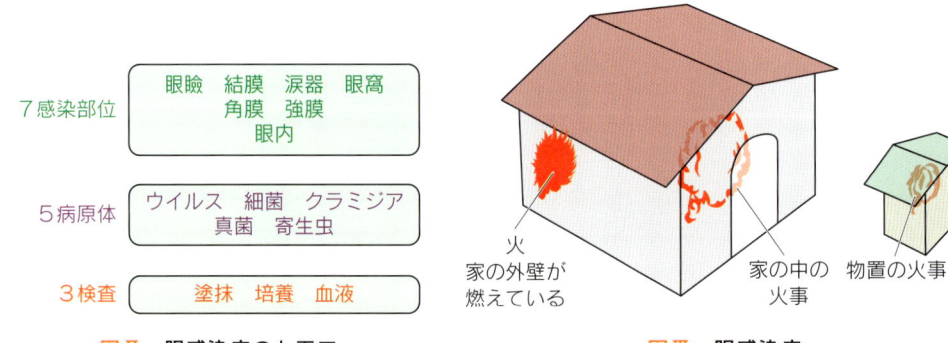

図Ⅱ　眼感染症の七五三

図Ⅲ　眼感染症
眼感染症を家の火事にたとえると，物置（眼付属器）の火事か，母家外壁（角膜・強膜）の火事か，室内（眼内）の火事かである

ることになる．これは眼感染に限らず，5種類ある．ウイルス，細菌，クラミジア，真菌，寄生虫である．

- 結膜炎では真菌と寄生虫の感染はほとんどない．したがって，ウイルス，細菌，クラミジアでの鑑別が日常的仕事である．これらが，各部位に感染した際，すべての微生物に共通した所見，いくつかの微生物に共通した所見，特定の微生物にしかみられない特異な所見などを，整理して診断を進めていく．

C 3つの検査法；刑事捜査

- 検査法は大別して3つある．1つは塗抹検査であり，これは現行犯逮捕に相当する．2つめは培養検査で，これはアリバイ確認に近い．最後の3つめは，血液検査で，参考人の証言や噂などの間接的根拠であろう．
- 最近，いろいろな検査法が使えるようになっているが，大別するとすべて上記3法に含まれる．つまり塗抹検査はその場を固定；fixする手法であり，多くの免疫的抗原染色はこれに類する．ヘルペス，クラミジアなどの抗原染色やアデノウイルス抗原の簡易なチェック・プレートなどはみな同類検査である．培養の本質は増殖，つまり増やすことである．最近多用されるPCRも一種のDNA増幅なので，増幅；amplifyさせる手法という意味では同じである．最後は血液検査で，感染での代表は血清抗体価である．その他，一般血液検査，生化学的検査，β-Dグルカンなど，全身的；systemicに反映した情報が得られる．
- ベテラン刑事の第6感や直感（empiric therapy）は貴重である．しかし，新米刑事はあくまでも冷静な客観捜査を積み重ねて捜査診断力をつけて行くべきである．

I 解剖

はじめに

結膜は粘膜の一種であり，系統発生学上は外皮系である．その名称は眼球と眼瞼を結ぶ機能に由来している．この膜は血管，リンパ管に富む薄く透明な膜である．図1-1, 2に結膜と関係する外眼部のマクロ解剖図を示した．

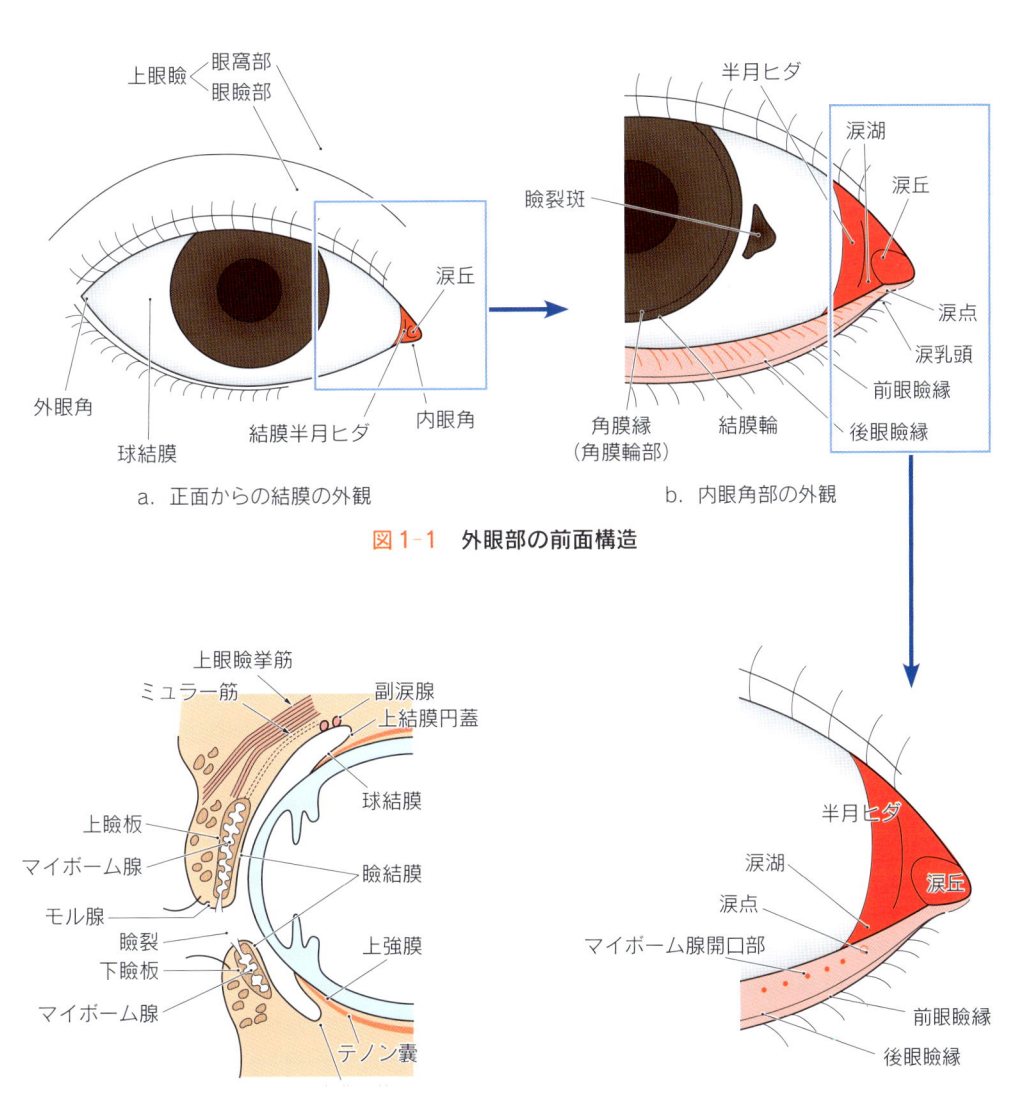

a. 正面からの結膜の外観

b. 内眼角部の外観

図1-1　外眼部の前面構造

図1-2　外眼部の断面構造

1 瞼結膜，結膜円蓋，球結膜

- 結膜は部位により3つに分類される．つまり，上下の後眼瞼縁にある瞼板腺開口部（図1-3）から内側に延び，眼瞼の内面を裏打ちしている部分が瞼結膜である．それがさらに奥まで及び，上下の結膜円蓋を形成した後，反転して眼球面を覆う球結膜となる．球結膜は角膜縁に達して結膜輪を形成し，結膜上皮はそのまま角膜上皮に移行する．

A 瞼結膜

- 図1-4のように，眼瞼結膜は①瞼縁部（marginal conjunctiva），②瞼板部（tarsal conjunctiva）および③眼窩部（orbital conjunctiva）の3つのパートに分類できる．瞼縁部はマイボーム腺開口部から後ろの後眼瞼縁から瞼板下溝までの細い部分であり，上下眼瞼とも下層にある瞼板組織と接着して可動性がない．続く瞼板部は

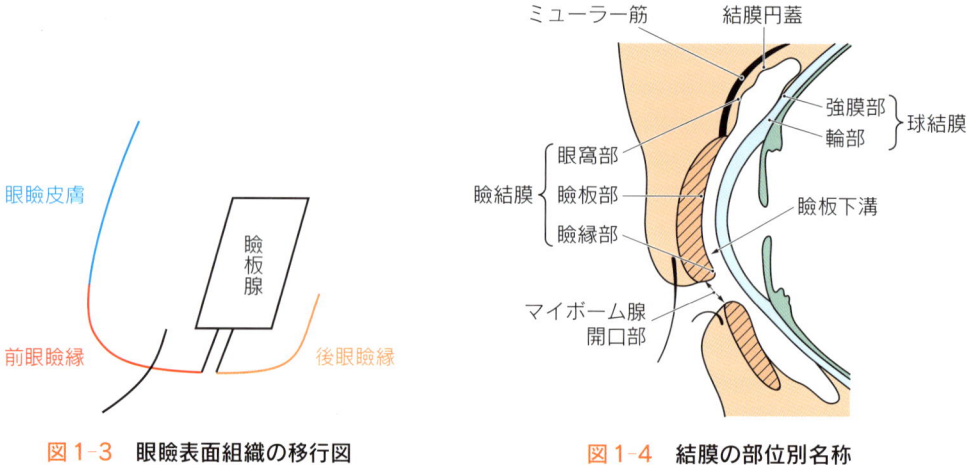

図1-3 眼瞼表面組織の移行図

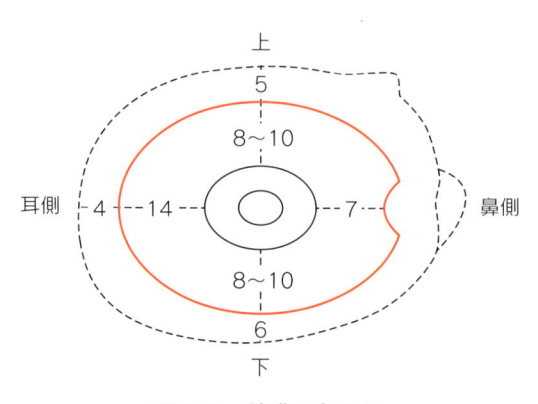

図1-4 結膜の部位別名称

図1-5 結膜の大きさ
（輪部から円蓋部までの距離 mm）

眼瞼の大部分を裏打ちする結膜で，薄く透明で血管や瞼板腺を透見できる．上眼瞼では下層の瞼板組織と密接して可動性は少ないが，下眼瞼では接着は疎で可動性がある．眼窩部は瞼板筋（ミューラー筋）を裏打ちしている部分である．

B 結膜円蓋

- 結膜円蓋は眼瞼の内側で結膜囊が眼球赤道に向かって広がった眼瞼結膜と眼球結膜との間に介在する折れ曲がり移行部の結膜である．正面視のとき，図1-5のように部位によって角膜縁よりの深さが異なる．

C 球結膜

- 結膜円蓋に続いて眼球表面を角膜まで覆う結膜である．結膜組織中で薄い部位で，透明なため，下の白色の強膜を透見できる．角膜縁に接した部分以外では下部組織との結合が疎で，それによる可動性が眼球運動を可能にしている．角膜縁を囲む幅約3mmほどの部分は，臨床的に輪部結膜といわれる．このあたりでは，結膜，テノン囊，上強膜の3組織が溶け合って角膜輪部につながっている（図1-2）．

2 結膜の組織構造

- 結膜の組織構造は，身体他部の粘膜構造と同様で，上皮と固有層よりなる．疾患も類似している．結膜疾患には，結膜の一定部位に発症しやすいものがあるが，これは部位によって上皮と固有層の構造が異なるためである．

A 上皮（図1-6, 7）

- 結膜上皮は3〜8層の細胞から構成され，最表層の表面には微絨毛（microvilli）が存在し細胞表面積を広げる働きをしている．図1-8でみられるように，結膜上

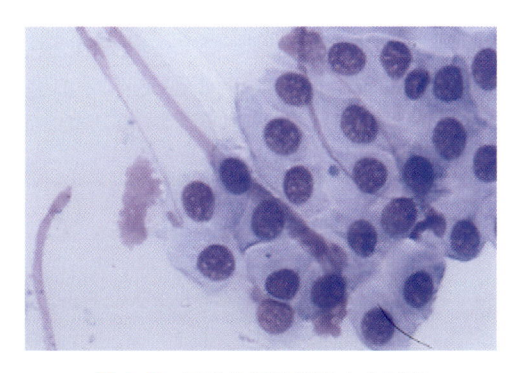

図1-6　正常結膜の擦過上皮細胞
（ギムザ染色）

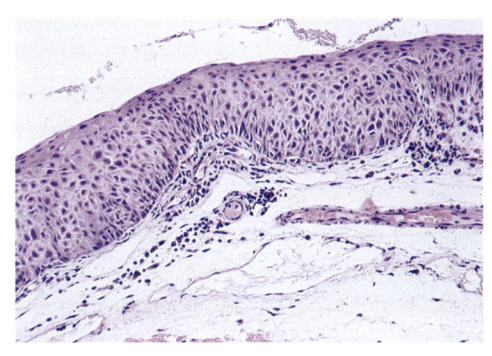

図1-7　結膜組織像
（HE染色）

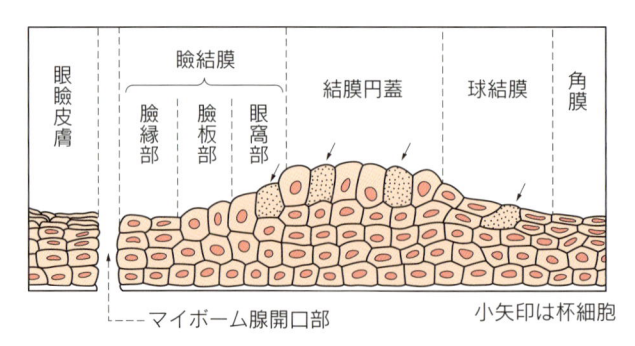

図1-8 結膜の部位による上皮層の構造の差を示す模式図
（三井幸彦：眼の臨床局所解剖，結膜角膜上皮層（その一），臨眼32：1152-1153, 1978より）

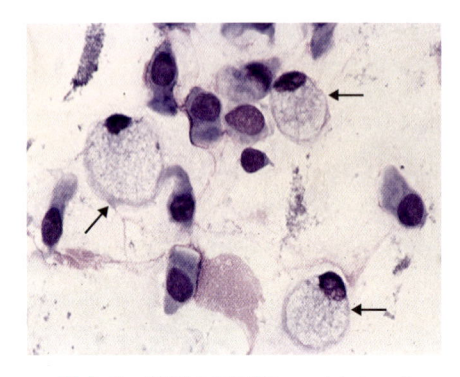

図1-9 結膜の杯細胞　goblet cell
結膜擦過標本のギムザ染色；丸型ワイングラスの底に赤ワインがたまっている様に類似する．杯細胞は瞼縁部を除いて広く分布する．

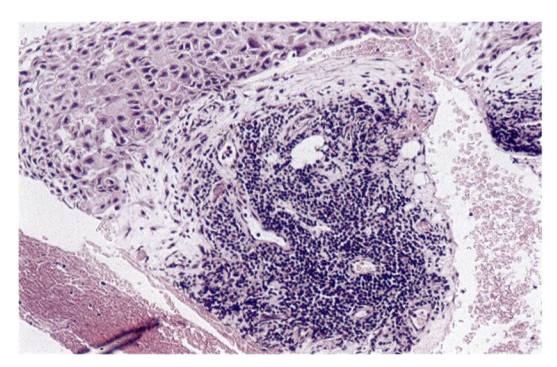

図1-10 結膜のリンパ組織
germinal center　（HE染色）

皮の基底細胞は原則的に立方形，中間層では多角形細胞であるが，表層細胞は部位によって形が異なっている．つまり，瞼結膜と球結膜は扁平上皮，円蓋部は円柱上皮である．疾患との関連では細菌は扁平上皮に，ウイルスとクラミジアは円柱上皮に感染し易いとされている．

- ヒトの結膜では，瞼結膜の瞼縁部では表面上皮は重層扁平上皮をなし，円蓋に向かうに従って細胞層の減少とともに円柱および立方形の細胞となり，杯細胞（図1-9）が出現する．円蓋部を過ぎて角膜に近づくに従って杯細胞は減少し，表層細胞は扁平化し，球結膜では重層扁平上皮となる．
- 角膜縁を経て，扁平な角膜上皮に移行する．特に結膜輪部では，結膜のほかの部分と異なった形態をもち，特殊な機能があると考えられている．

B 固有層

- 固有層は浅層の腺様層（adenoid layer）と深層の線維層（fibrous layer）からなる．前者は正常では瞼縁部と輪部を除いて広く存在するが，新生児では存在しない

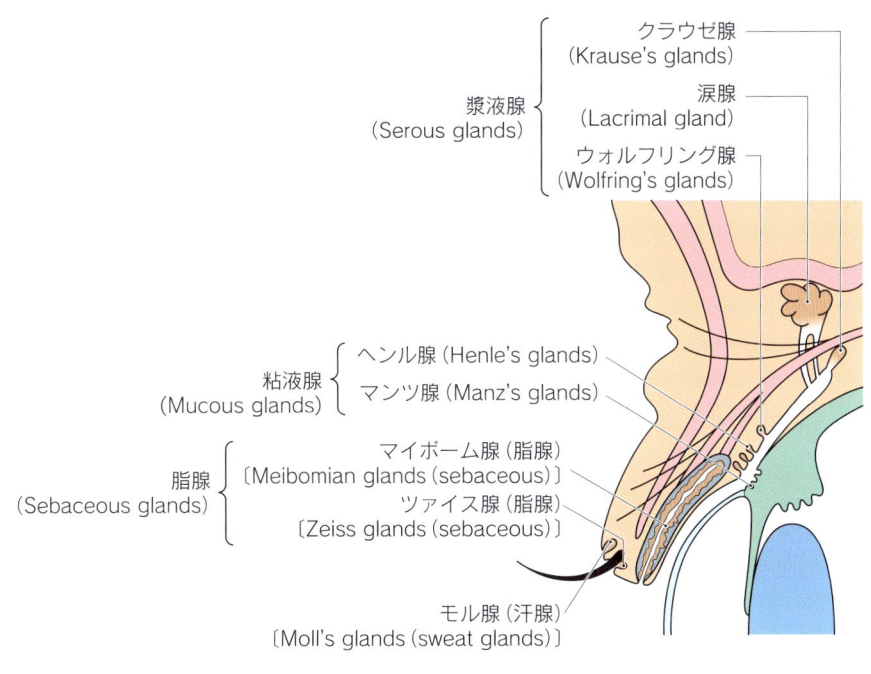

図 1-11 結膜の腺

め，疾患でも新生児結膜には濾胞（follicle）がみられない．腺様層にはリンパ組織である germinal center（図 1-10）などの感染防御機構があり，正常においても肥満細胞，リンパ球，形質細胞，白血球遊走がみられ，細胞外にはいろいろな免疫グロブリンが存在する．線維層は瞼板上縁から始まり，上眼瞼挙筋・上直筋の腱と合体して円蓋部に至る．球結膜ではテノン囊（Tenons capsule）と融合する．血管と神経は線維層に，リンパ管は両方に分布する

3 結膜腺（図 1-11）

- 結膜は粘膜であるためいろいろの外分泌腺が存在する．それらは粘液腺と漿液腺に大別され，その分泌物は病態によって眼脂の主要成分を構成することになる．

4 血管系

- 結膜動脈系は主として外側眼瞼動脈，内側眼瞼動脈および前毛様体動脈より供給される．外側眼瞼動脈と内側眼瞼動脈によって形成される動脈弓からの分枝が瞼板を貫いて結膜下に現れる．
- 続いて上下の方向に結膜下を走り，瞼結膜および円蓋部結膜に血液を供給する．さらに円蓋に沿って眼球に向かい，後結膜動脈となって球結膜に分布し，前結膜

図1-12 結膜の血管

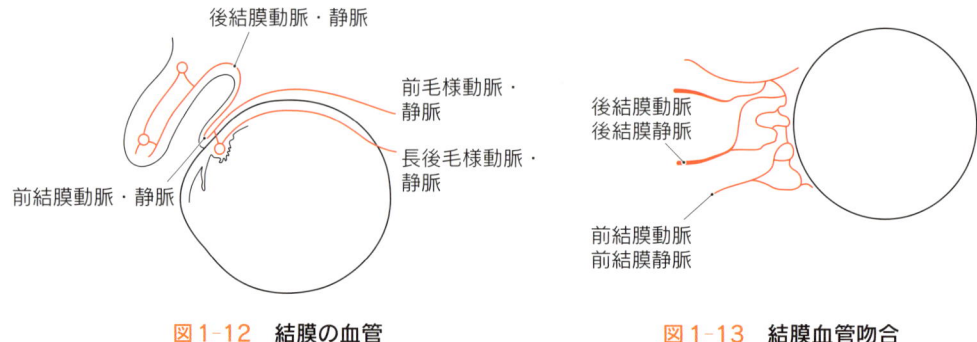

図1-13 結膜血管吻合

動脈と吻合する（図1-12）.
- 前結膜動脈は，前毛様体動脈が強膜を貫通する前に分岐して結膜輪付近に分布し，角膜周囲血管網を形成し，反転して結膜輪の周囲に血液を供給する．この反転した血管は結膜と上強膜の間で，表層の後結膜動脈と吻合を形成する（図1-13）.
- 結膜の静脈系はほぼ動脈系と沿った分布をする．ただ，動脈よりも複雑に吻合していて，最終的には内頸静脈に流入する．球結膜の静脈で，房水が戻る血管を房水静脈と呼ぶ.

5 リンパ管系

- 球結膜に分布するリンパ管は，結膜固有層の腺様層にある浅層のリンパ管と，広く線維層に分布している深層のリンパ管がある.
- 浮腫や充血のあるときに拡張したリンパ管がみられたり，結膜下出血がある場合に出血部の表面にあるリンパ管を観察できることがある.
- リンパ管は瞼結膜にも分布する．実際，強い結膜炎症では結膜リンパ系よりも，眼瞼リンパ系の影響が強く，上下眼瞼リンパ網が耳前腺などに入り，リンパ節の圧痛・腫脹を生じる.

6 神経系

- 結膜は知覚神経のみで，運動神経はない．知覚神経は主として三叉神経の第一枝である眼神経である．瞼結膜および球結膜はそれぞれの神経により支配され，この間に位置する結膜円蓋はこの両者からの枝によって支配されている．球結膜には結膜神経叢，角膜には角膜周囲神経叢が存在する.

II 生理

1 防御機構

- 生体防御機構の中心は免疫系である．これは生体に侵入もしくは派生した病原体や癌細胞を認識して排除する重要な機能を果たしている．特に感染防御では，この機構はウイルスから寄生虫まで広い範囲の病原体を感知し，自身の健常な細胞や組織と区別して排除している．
- 眼は，視機能効率上，角膜など無血管組織が多く，抵抗力が弱い部分が多いため，多彩な防御の仕組みが存在する．結膜表面に感染微生物が侵入すると，いくつかの反応が起こる．まず生化学的には涙液中のリゾチーム（lysozyme），IgG，IgAなどの抗微生物活性のある物質が迎撃する．
- 物理的にも涙液膜（tear film）（図2-1）は水層自体が微生物を希釈し，ムチン層は異物を捕捉する．杯細胞がムチンを分泌するが，これは分泌型ムチン（MUC5AC）で，角結膜上皮が産生する細胞膜貫通型ムチン（MUC1, 4）と区別される．杯細胞はムチンを充分たくわえた後，結膜上皮最表層で，その細胞膜が破れてムチンを放出し再びムチンを保有するようになるとされている．結膜の杯細胞は瞼縁部と輪部を除き広く分布する．特に鼻側に多いとされている．眼瞼の上下動によるポンプ作用は侵入物を涙点から鼻腔へと排除している．
- 結膜表面には抗原提示細胞（Langerhans細胞）が，結膜下にはリンパ組織が存在していて，有害因子（抗原）が捕捉されやすい．反面，感染予防上の益となるのと裏腹に，害となるアレルギー反応の好発部位にもなりやすい．
- 結膜の免疫メカニズムは大別して，獲得免疫系である結膜関連リンパ組織（con-

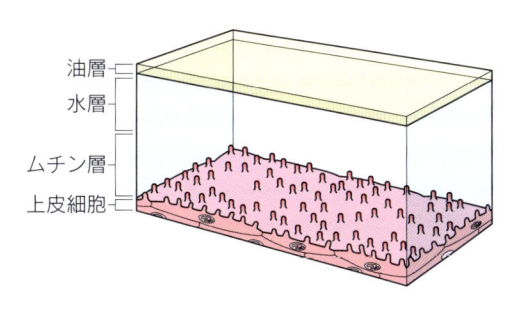

図2-1　正常涙液の構造

好中球　　単核球　　好酸球

結膜上皮層

プラズマ細胞

germinal center

結膜固有層

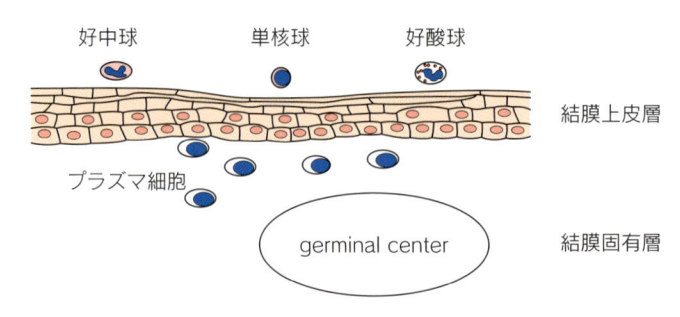

図2-2　結膜炎の炎症細胞
結膜炎症では結膜実質内にplasma cellが出現するが，結膜上皮を通過しないで固有層にとどまる．しかし，濾胞がもろく，結膜上皮が自壊するような病態（クラミジア結膜炎）では上皮を穿通するため結膜擦過塗抹標本でplasma cellが特徴的に観察される．

junctival-associated lymphoid tissue；CALT）とToll様受容体（Toll-like receptor；TLR）などの自然免疫系により担われている．
- 広く人体の粘膜には粘膜関連リンパ組織（mucosal-associated lymphoreticular tissue；MALT）が存在するが，結膜組織にも，胚中心（germinal center）をもつリンパ濾胞組織や結膜上皮下にびまん性に存在するリンパ球や形質細胞などの細胞群より構成される総合的なリンパ組織，つまりCALTが存在する．
- CALTは，一般に上眼瞼結膜のほうが下眼瞼結膜に比較して多く分布しているため，巨大乳頭は上眼瞼結膜の瞼結膜に多く形成される．プラズマ細胞（形質細胞）からは抗原特異的IgAが産生され，結膜上皮が産生するsecretory component（SC）と結合し，分泌型IgAとして分泌され，オキュラーサーフェスの感染防御に関与している．いわば，「IgAは生体のペイント」ともいえる外表の保護膜である．
- 自然免疫系を担う系統の一つであるTLRは感染微生物に対する受容体で，ヒトではTLR1〜10までが同定されている．そのうち，TLR2はグラム陽性球菌のペプチドグリカン，TLR4はグラム陰性桿菌のリポ多糖（LPS）に対する受容体として，菌の侵入時に機能している．
- 結膜炎が発生した場合には図2-2のように，各種炎症細胞が出現してくる．原因によって種類が異なる細胞が出てくる．
- 好中球は主に細菌，真菌，クラミジア感染時に出現し，単核球はウイルス感染時，好酸球と好塩基球はアレルギー反応時にみられる．
- プラズマ細胞は結膜上皮下に存在するが，通常は結膜上皮を通過して涙液中には出てきにくい．しかし，例外的に，クラミジア感染時に濾胞が成熟して結膜上皮が自壊すると，普段は結膜嚢内には出現しない結膜固有層のプラズマ細胞が擦過塗抹標本で検出されるようになる．

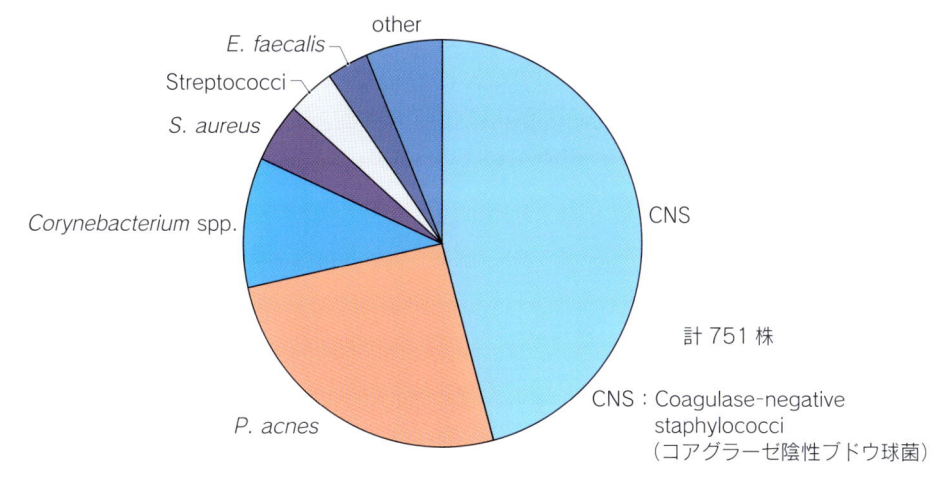

図2-3 結膜・眼瞼からの検出菌（白内障術前患者）
（原 二郎ら，1997）

2 結膜常在菌

- 結膜は外界と接しているため，健常人でもいろいろの細菌が常在している．この結膜常在菌についての報告は多数あり，細菌種の構成内容と比率は多彩である．
- 一般には，正常結膜嚢ではブドウ球菌属が最も多く常在し，次いでプロピオニバクテリウム・アクネス，コリネバクテリウム属が検出される．
- 特記すべきこととして，大部分がグラム陽性菌であるという顕著な傾向である．白内障術前患者の健康結膜からの詳細な調査研究では約95％がグラム陽性菌との報告がある（図2-3）．この点は，白内障術後眼内炎や使い捨てコンタクトレンズ装用者の角膜炎（再使用レンズの場合は圧倒的に環境菌のグラム陰性菌，緑膿菌など）の主要起炎菌がグラム陽性菌であるという疫学的事実と一致している．
- 常在菌は必ずしも，薬剤感受性菌ばかりではなく，MRSA（methicillin-resistant *staphylococcus aureus*）または MRSE（methicillin-resistanat *staphylococcus epidermidis*）などの多剤耐性菌も存在している場合がある．
- 抗菌薬の安易な使用が耐性菌の出現をさらに促す結果となる可能性がある．真菌も出現する場合があり，稀な中でも *Candida* などの酵母が比較的検出率の高いものである．普通の条件では滞在や増殖はしない．

III 結膜の症候

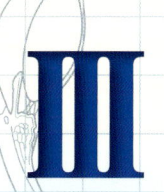

はじめに

結膜疾患には正常状態ではみられないいくつかの症候・症状（symptoms）がある．その多くは炎症に伴うが，非炎症疾患でもいくつかが観察される．表3-1に沿って結膜の代表的な症候を整理する．

1 眼脂（discharge）

- 表3-1に示す症候のうち，眼脂と充血は原因いかんによらず，結膜炎の必発症状で，極めて重要なものである．眼脂は眼分泌物と言い換えることができる．ほとんどの場合，その構成成分は単一ではなく，多様物質の混成だが，主要成分は①膿性，②粘液性，③水様性・漿液性の3つである．したがって，この成分を見抜くことが原因診断につながる（表3-2，図3-1）．

表3-1 結膜の症候

1）眼脂	5）色素沈着
2）充血	6）偽膜
3）乳頭	7）結膜浮腫
4）濾胞	8）結膜下出血

表3-2 眼脂主要成分の源泉と原因

P：purulent　白血球（血管）
　　細菌・クラミジア・慢性アレルギー
M：mucinous　ムチン（杯細胞）
　　ドライアイ・慢性アレルギー
W：watery-serous　涙液・血漿（腺）
　　ウイルス・急性アレルギー

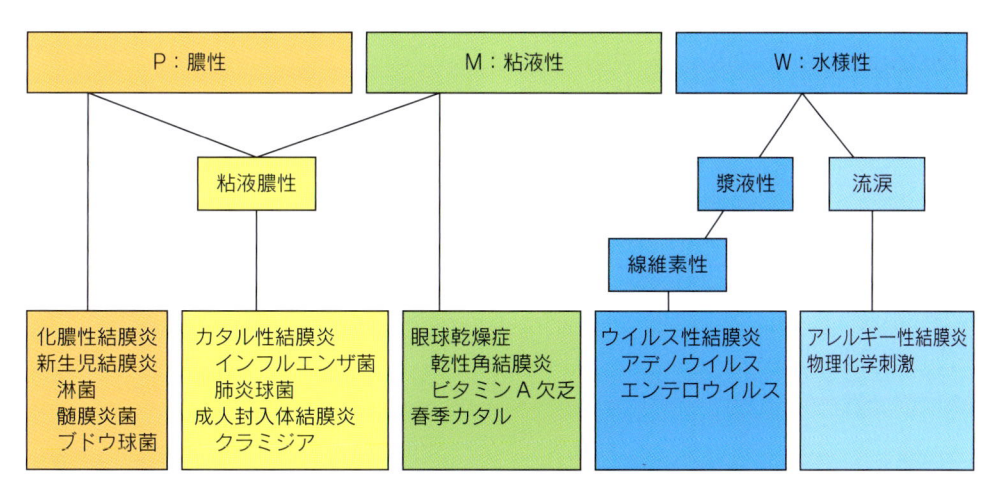

図3-1 眼脂性状による診断フローチャート

- P：膿性
  - 粘液膿性
    - 化膿性結膜炎／新生児結膜炎／淋菌／髄膜炎菌／ブドウ球菌
    - カタル性結膜炎／インフルエンザ菌／肺炎球菌／成人封入体結膜炎／クラミジア
- M：粘液性
  - 眼球乾燥症／乾性角結膜炎／ビタミンA欠乏／春季カタル
- W：水様性
  - 漿液性
    - 線維素性
      - ウイルス性結膜炎／アデノウイルス／エンテロウイルス
  - 流涙
    - アレルギー性結膜炎／物理化学刺激

A 膿性眼脂（purulent discharge）

- これは血管から遊走する白血球からなるものであり，通常は多形核白血球（PMN）が主体で，淋菌による化膿性結膜炎（膿漏眼）（図3-2）がその代表である．
- また，アレルギーの際に好塩基球や好酸球が分泌されても，このタイプの眼脂となる．春季カタル（VKC），アトピー性角結膜炎（AKC），巨大乳頭性結膜炎（GPC）など重症の慢性持続性アレルギー状態でも主要な眼脂構成成分となる．
- なお，結膜炎眼脂の中で最も一般的にみられるタイプは次の粘液性と混和した粘液膿性眼脂である．これは小児のカタル性細菌性結膜炎の代表的眼脂である（図3-3）．

B 粘液性眼脂（mucinous discharge）

- 粘液は結膜に存在する杯細胞によって分泌される．代表はドライアイ（図3-4）であり，乾燥に伴い代償的に粘液が分泌されるものである．
- その他，重症慢性アレルギー（図3-5）でも粘液が関与する傾向がある．
- また，アレルギーでしばしば形容される糸状眼脂（stringy discharge）（図3-6）が特徴的である．

C 水様性・漿液性眼脂（watery-serous discharge）

- 涙腺，副涙腺から分泌される漿液性分泌である．有名なものは流行性角結膜炎（図3-7）などのウイルス性結膜炎でみられる．漿液から派生する線維素性眼脂や偽膜（図3-8）などの形成にも関与するものと思われる．その他，物理化学的刺激，急性アレルギー刺激（図3-9）でも生じる．

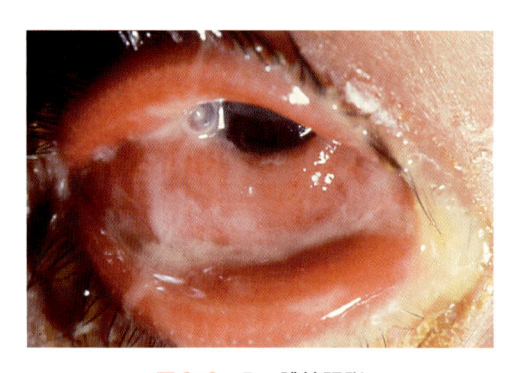

図3-2　P：膿性眼脂
淋菌結膜炎

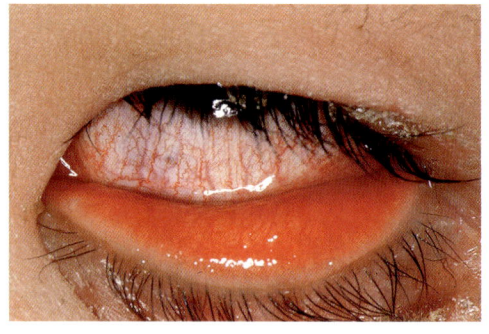

図3-3　粘液膿性
CNS結膜炎

眼脂（discharge）　17

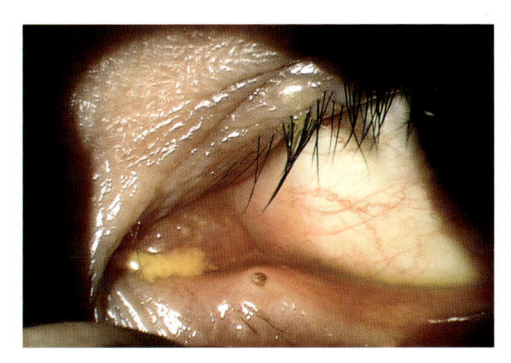

図3-4　M：粘液性眼脂
ドライアイ

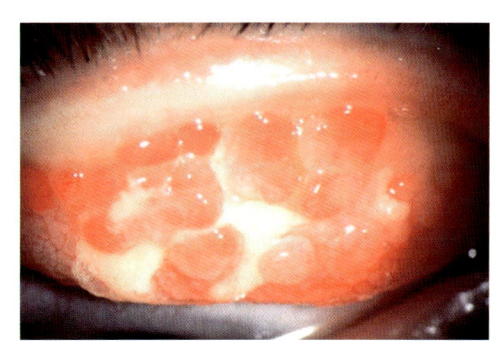

図3-5　M：粘液性眼脂
春季カタル

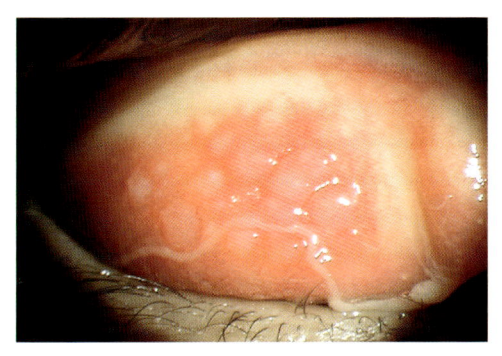

図3-6　糸状眼脂（stringy discharge）
春季カタル

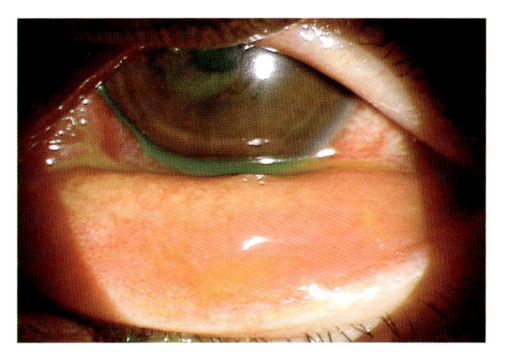

図3-7　W：水様・漿液性眼脂
流行性角結膜炎

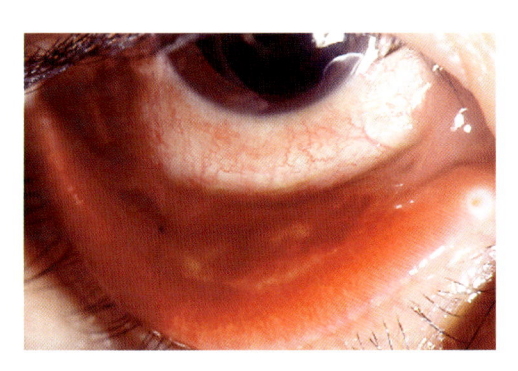

図3-8　線維素性，偽膜性眼脂
流行性角結膜炎

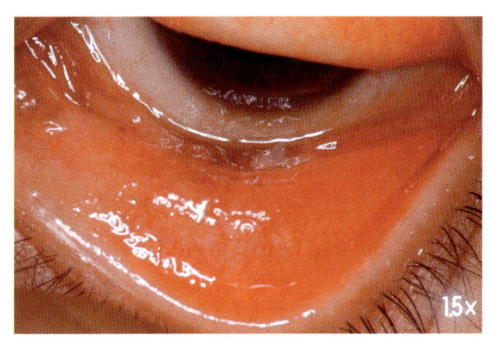

図3-9　W：水様・漿液性眼脂
アレルギー性結膜炎

ジョーク・コラム

眼脂は BMW，充血はメルセデス・ベンツに乗って分析⁉

　結膜炎の必発症状は眼脂と充血の2つであると言い切って大過はない．

　眼脂は眼分泌物とも言い換えられるが，その成分は原泉により多種，多様である．その主要成分の性状は P) 膿性 purulent, M) 粘液性 mucinous, W) 水様性・漿液性 watery-serous の3つに大別できると思われる．つまり，眼脂成分は頭文字の P・M・W で考えると理解しやすい．

　充血は急性充血と慢性充血に分けて考えることができる．急性充血は通常動脈性充血である．鮮紅色のきれいな色調である．他方，慢性炎症や長期刺激の場合，経年変化として血管が拡大して充血が持続することがある．これは基本的に静脈性充血のため色調は黒ずんで汚い暗赤色にみえる．慢性炎症が持続すると，深層の前結膜静脈を通る循環よりも，浅層の後結膜静脈を流れる循環が増加し，静脈拡張が持続的となる．つまり本来の血流路以外の側副血行路が拡張したままになるためである．春季カタルやアトピー性角結膜炎など重症の慢性炎症が好例と考えられる．

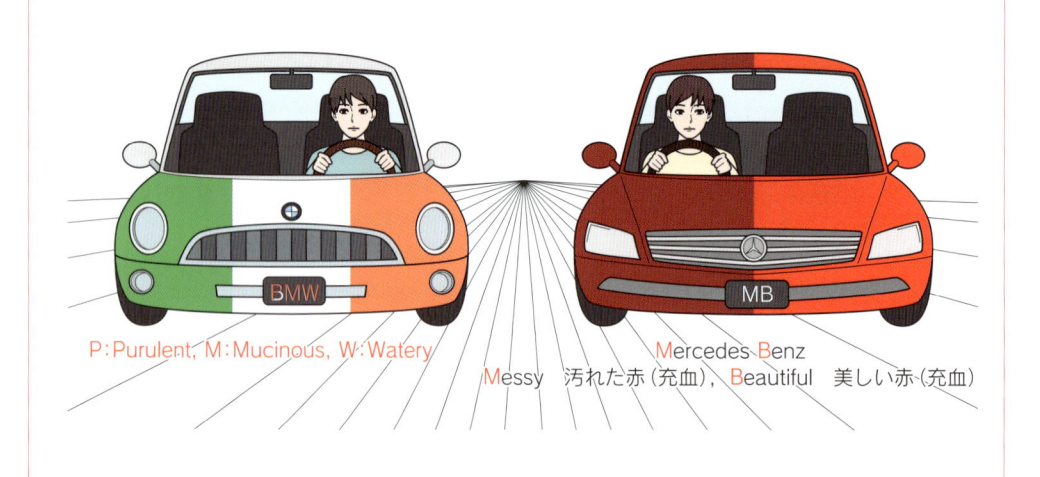

P：Purulent, M：Mucinous, W：Watery

Mercedes-Benz
Messy　汚れた赤（充血），Beautiful　美しい赤（充血）

提言・コラム

　筆者は「眼脂」は医学用語として「眼分泌（がんぶんぴ）」：ocular discharge がより適切と考えている．脂（ヤニ）は本来，樹脂，脂肪など油分を指す言葉である．しかし，実際の病的眼脂は全て水溶性成分（P・M・W）である．

　俗の"メヤニ"とは起床時，健常人の瞼縁に乾いて固まったマイボーム腺由来のワックスを指しているのではないか．

　眼脂という用語の存在が眼科初学者の眼病理の理解をミスリードしている気がしてならない．

2 充血（図3-10）

- 充血は血管の拡張を指している．ただ一般に充血は単に赤い目（red eye）を指すことも多い．部位で大別すると結膜充血，毛様充血，混合充血の3つの状態が含まれている（図3-11）．
- 充血にはその他の分類として動脈性充血（arterial hyperemia）と静脈性充血（venous hyperemia）がある．
- 前者は能動性充血（active hyperemia）で，動脈血が毛細血管に充満して拡張する状態である．後者は受動性充血（passive hyperemia）で，罹患部分からの静脈還流が阻止されて静脈が拡張する状態である．

A 結膜充血（図3-12）

- 結膜充血は主として急性炎症では動脈性充血で鮮紅色であり，慢性炎症では静脈性充血が目立つため暗赤色となる傾向がある．
- 結膜充血は角膜から遠ざかるほど濃く，血管は表在性なため可動性である．
- 結膜充血を生じる多くの疾患は結膜炎で，原因は感染（infection），アレルギー（allergy），乾燥（dry eye），毒性（toxicity）など多彩である．
- 結膜の動脈系は内頚動脈と外頚動脈から分枝してくる．一方，静脈系は眼窩深部から頭蓋内にある多くの静脈系と連絡しているため，静脈性の結膜充血は眼窩や頭蓋内の異常などの症状として出現することがある．
- 充血は着眼点によって非常に重要な情報や鑑別が含まれている．さらに飲酒，発熱など全身的脈管に対する影響のために生じる，一種の生理的な結膜充血もある．

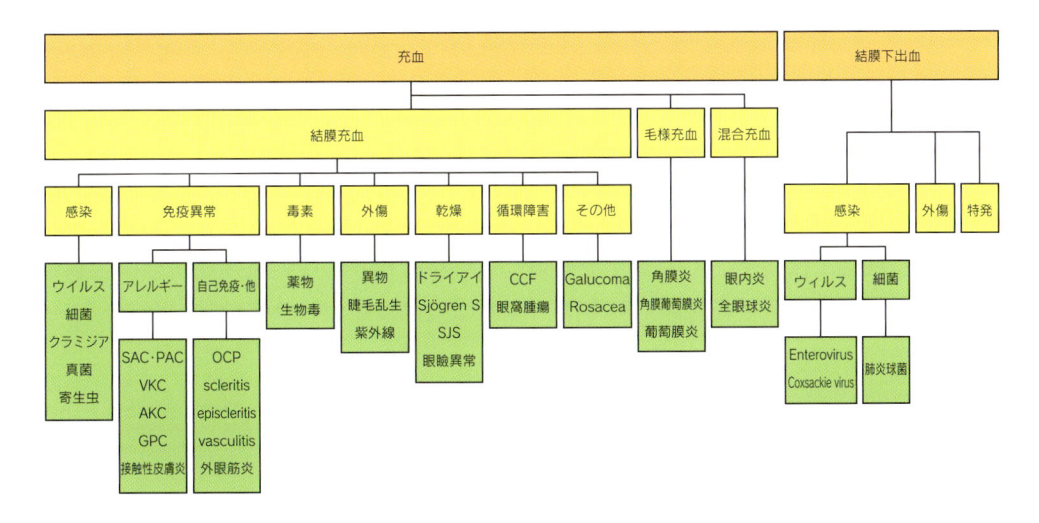

図3-10　赤い眼の原因

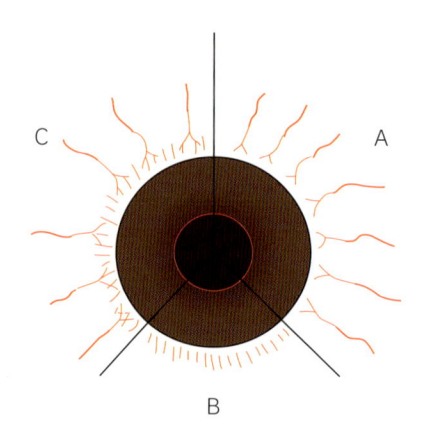

図3-11　結膜の充血の分類
A：結膜充血　B：毛様充血　C：混合充血

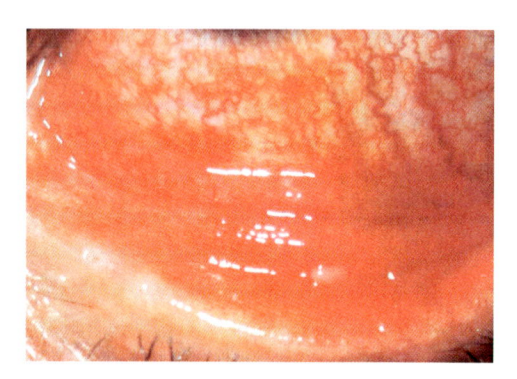

図3-12　結膜充血

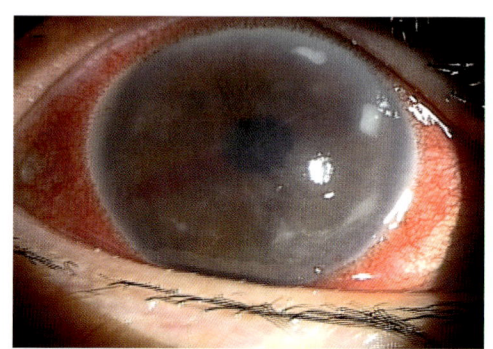

図3-13　毛様充血
ヘルペス角膜ぶどう膜炎

B 毛様充血（図3-13）

- このタイプの充血はより深層で，血管は可動性がない．色彩はやや暗い紫赤色を呈し，角膜から遠ざかるほど充血は薄くなる．関係する主な疾患は，角膜炎，ぶどう膜炎である．

C 混合充血（図3-14）

- これは浅層，深層すべての血管が拡張して真赤になる．このような状態は全眼球炎，眼窩膿瘍，急性炎性緑内障など，全般に重篤な症例の最終段階でみられることが多い．

D 充血の鑑別

（1）結膜充血と毛様充血，強膜充血

- 前者と後二者の鑑別は血管収縮剤（アドレナリン）の点眼によってできる．表在

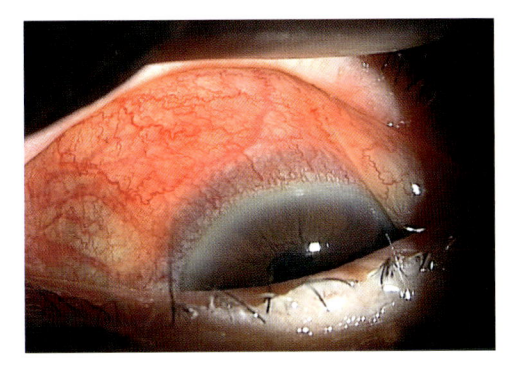

図3-14　混合充血

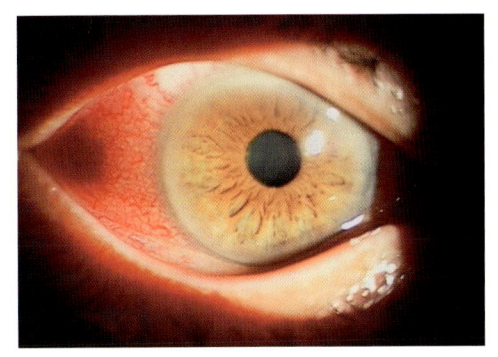

図3-15　強膜充血

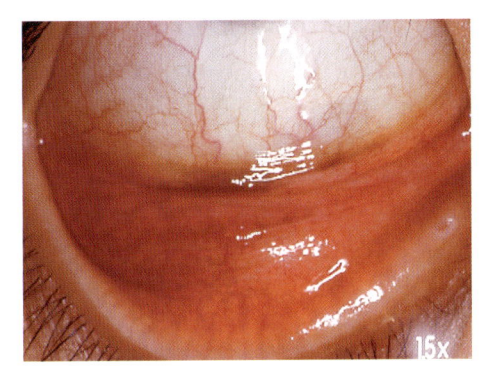

図3-16　暗赤色の充血（慢性アレルギー）

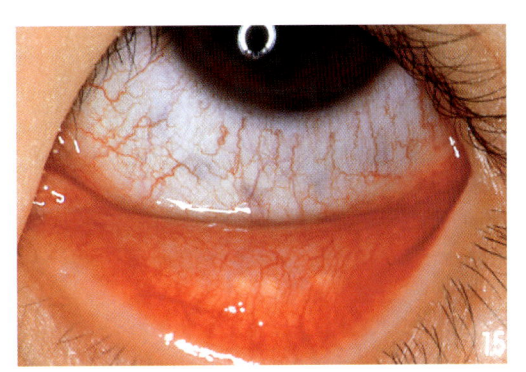

図3-17　鮮紅色の充血（急性感染症）

性の結膜の充血は消退するが，深在性の毛様充血と強膜充血は残存する．強膜充血（図3-15）は位置的には角膜に接するか少し離れて限局性であり，隆起性であることが多く，色彩は赤紫色である．

(2) 色調による鑑別
- 一般に，慢性アレルギーは静脈性充血も加わっているせいかドス黒く汚い赤色をしていることが多い（図3-16）．他方，急性感染症の結膜充血は動脈性充血主体であるため鮮やかな赤色をしている（図3-17）．

(3) 静脈の拡張
- 内頸動脈海綿静脈洞瘻（図3-18）などにより静脈血流が停滞して末梢血管が拡張した状態で，結膜の血管が怒張して腫れる．

(4) 結膜下出血（図3-19）
- 大半は特発性である．その他，外傷，咳などによる頭部静脈のうっ血，血管や血液の全身性疾患などによるものもあり得る．ウイルス性では滲むように散在する

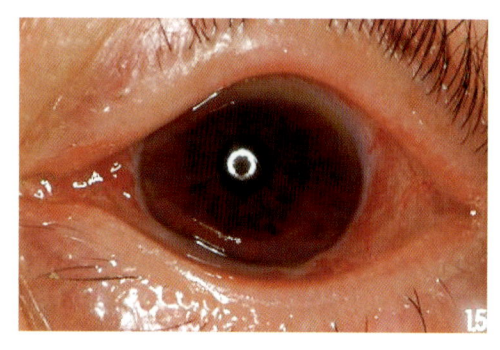

図3-18 鬱血性充血
内頸動脈海綿静脈洞瘻；CCF

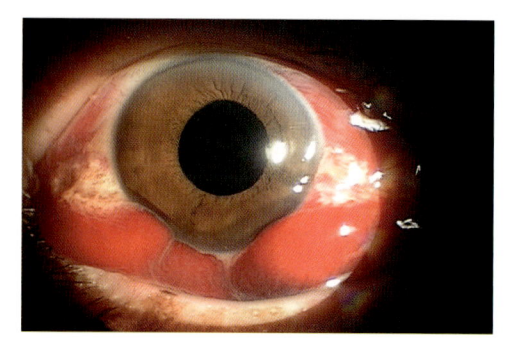

図3-19 結膜下出血

結膜下出を生じる．

3 乳頭

- 乳頭は多くは持続慢性炎症の結果，血管周囲に浸潤細胞が集まって遷延化し，結合組織の増殖により隆起したものである．一見類似する濾胞との病態を区別して理解することが重要である．両者の鑑別点は，濾胞は血管が隆起病変の周囲にあるのに対し，乳頭は血管が隆起病変の中心に位置することである．
- 瞼結膜でみられる乳頭は，瞼結膜のすぐ下が瞼板であるため結合織の増殖が起きると上皮側に隆起が目立つことになる．他方，球結膜下は組織がルースなため結合組織の増殖が起こっても瞼結膜のように隆起はしない．
- 乳頭が認められる疾患としては結膜アレルギー（春季カタル，VKC）（図3-20），アトピー性角結膜炎（AKC），巨大乳頭性結膜炎（GPC）が最も顕著なものである．

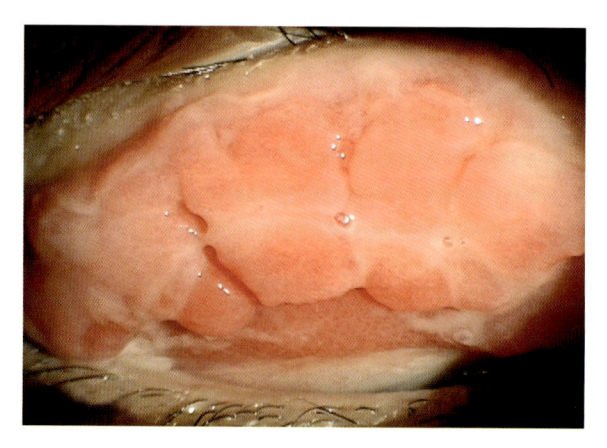

図3-20 結膜乳頭（春季カタル）

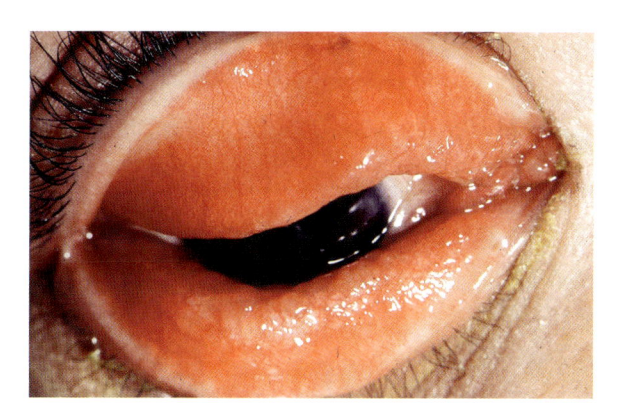

図3-21　結膜濾胞（封入体結膜炎）
流行性角結膜炎

その他，上輪部角結膜炎（SLK），瘢痕性角結膜疾患（眼類天疱瘡，Stevens-Johnson症候群），クラミジア結膜炎，慢性細菌性結膜炎が挙げられる．

4 濾胞

- 濾胞はリンパ球優位の免疫反応で結膜腺様層のgerminal centerの増殖による隆起性病変である．濾胞は主に円蓋部に目立って認められる．好例はアデノウイルス結膜炎での中型の濾胞，クラミジアによる封入体結膜炎での大型の濾胞（図3-21）である．輪部にできるものもあり，眼球型（輪部型）の春季カタルが特に有名である．
- 濾胞が認められる疾患としてはアデノウイルス，エンテロウイルス，ヘルペスウイルスなどによるウイルス性結膜炎，伝染性軟属腫，クラミジア結膜炎，薬剤毒性，Parinaud症候群，結膜濾胞症などが挙げられる．

5 色素沈着

- 結膜での色素沈着は先天性の色素斑（図3-22）や，薬剤沈着が昔から知られている．
- 現在はみられなくなった結膜銀症は点眼薬として硝酸銀，水銀製剤が用いられたことによるもので，結膜下の結合組織細胞膜に接して細胞外に電子密度の高い果粒がみられる．
- また，金製剤の全身投与による結膜金症は往時から知られている．

6 偽膜

- 偽膜は漿液性眼脂分泌からフィブリンと細胞残渣が析出したものと考えられる．強度の結膜炎症の際にみられるもので，代表はアデノウイルス結膜炎（図3-23）である．
- 往時はジフテリア菌，コッホ・ウィークス菌などによってもみられたという．通常，偽膜形成は急性結膜炎でみられる．
- 偽膜は上皮と接着がなく，簡単に取れるが，ときに出血する．
- 偽膜は線維素の析出能が高く，リンパ組織が未熟である乳幼児にできやすい．
- 偽膜が生じる疾患としては流行性角結膜炎，コリネバクテリウム属，ジフテリア，Stevens-Johnson症候群，レンサ球菌，咽頭結膜熱，春季カタル，リグニアス結膜炎，新生児封入体結膜炎（クラミジア），ヘルペス結膜炎がある．

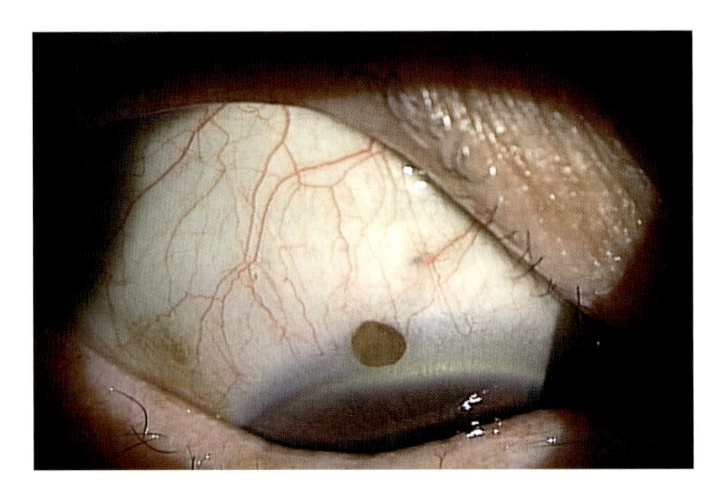

図3-22　結膜色素斑

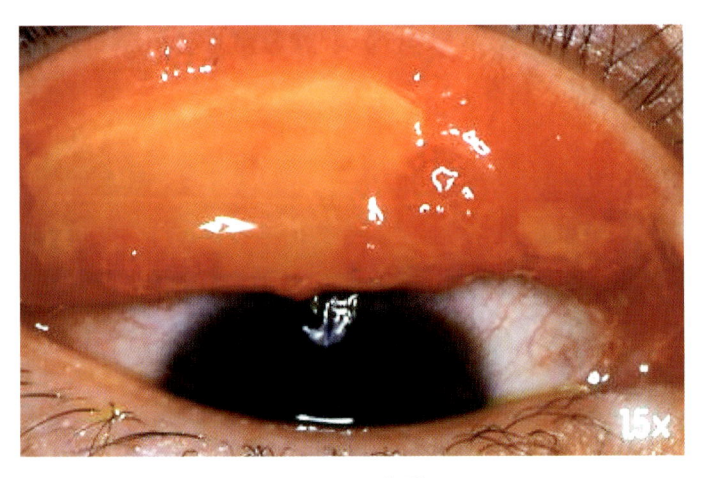

図3-23　偽膜

表 3-3　結膜浮腫をきたす疾患

①結膜・角膜：アレルギー性結膜炎，感染性結膜炎，Stevens-Johnson 症候群，結膜腫瘍，熱症，動植物毒素・薬症，角膜潰瘍，角結膜異物，結膜リンパ腫
②眼瞼：麦粒腫，眼瞼炎
③眼球：眼内炎，全眼球炎
④眼窩：眼窩蜂巣炎，眼窩先端部症候群，内頚動脈海綿静脈洞瘻，海綿静脈洞血栓症，眼窩腫瘍，偽腫瘍，脂肪類皮腫
⑤涙器：涙腺炎，急性涙嚢炎，涙小菅炎，涙腺腫瘍
⑥外傷：昆虫刺傷，術後炎症
⑦その他：甲状腺疾患，髄膜炎，Quincke 浮腫，腎疾患，低蛋白血症，副鼻腔炎

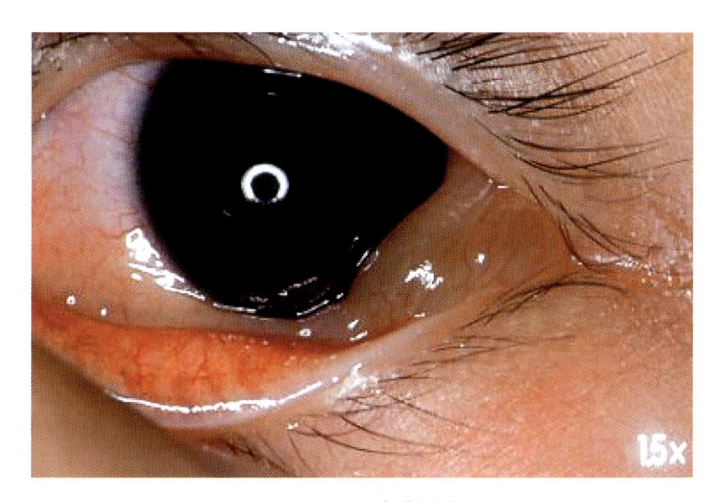

図 3-24　結膜浮腫

7　結膜浮腫

- 結膜は毛細血管やリンパ管に富むため，炎症により血管の透過性が高まり下部組織との結合が緩やかな部分で浮腫が生じやすい（表 3-3，図 3-24）．
- 結膜炎のみならず多くの眼球付属器（眼窩，眼瞼，涙腺）や副鼻腔の炎症，眼静脈系循環障害や全身浮腫の際にもみられる．また浮腫は虫体の飛入や，眼をこするなどの物理化学的刺激によっても発生する．また，緑内障手術後の濾過胞も局所的な眼房水による一種の結膜浮腫である．

8　結膜下出血

- 結膜下出血はそのほとんどは特発性である（図 3-25）．外見的に目立つために他人に指摘されたり，鏡をみて来院する．
- 原因が推測できるものでは外傷性か炎症性である．外傷では首を絞められたりして起こることがある（図 3-26）．

- 外傷のほかでは結膜下注射，手術などによっても起こる．
- 炎症性の代表的なものは急性出血性結膜炎（AHC）（図3-27）である．その他ウイルス感染でもみられ，流行性角結膜炎（EKC），単純ヘルペス結膜炎，ニューキャッスルウイルス結膜炎がある．
- 細菌性では稀であるが，肺炎球菌（ピンクアイ）（図3-28）で生じることがある．結膜弛緩症では生じ易いとされている．また繰り返して生ずる場合には全身疾患も考慮する必要がある．

9 瘢痕

- 結膜の瘢痕の代表は瞼球癒着（図3-29）である．
- 瞼球癒着は瞼結膜と球結膜が癒着した状態で大半は下方に生じる．程度が高じると眼球運動にも制限が生じてくる．これは長期間継続した上皮欠損か，短期間でも急速広範囲の上皮欠損が原因で，その修復のため結膜上皮が過剰増生して生じる．上皮下には線維性瘢痕が形成される．通常 palisades of Vogt（POV）は消失している．

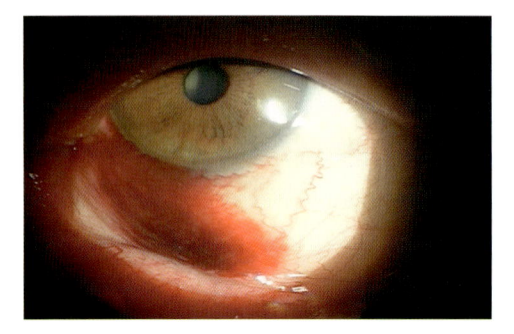

図3-25　結膜下出血（特発性）

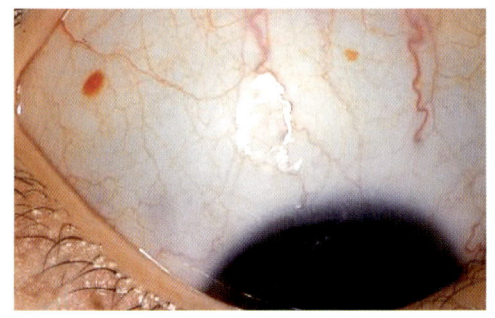

図3-26　結膜下出血（柔道締め技後）

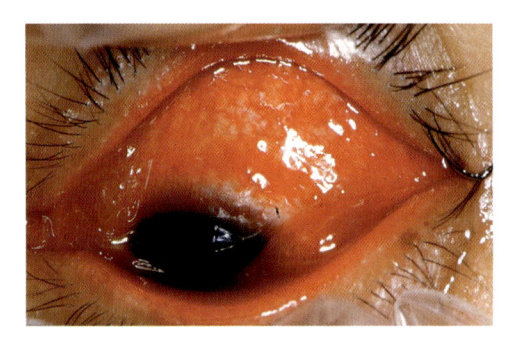

図3-27　結膜下出血（ウイルス性）
急性出血性結膜炎

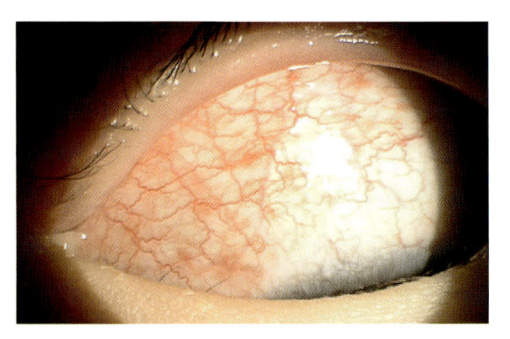

図3-28　結膜下出血（細菌性）
肺炎球菌結膜炎

- 原因疾患としてはトラコーマ，Stevens-Johnson症候群，眼類天疱瘡，角結膜熱症，薬症，特発性角結膜上皮症，薬剤毒性などである．

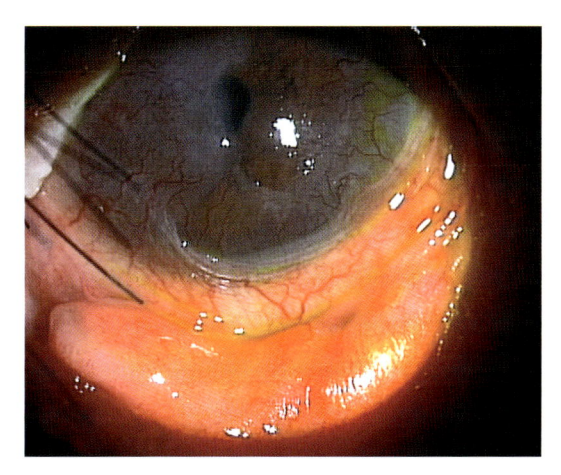

図3-29 瞼球癒着

IV 診断

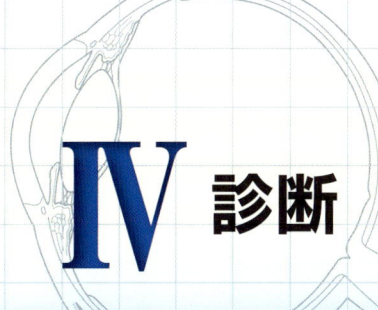

はじめに

　結膜疾患の診断は結膜嚢からの直接採取した検体による①分泌物検査，②擦過物検査，③生検によってなされる．間接的なものには④血液検査がある．しかし，結膜疾患は局所炎症が大半を占め，かつ体表組織であるため，①，②が最も多用される．

1 擦過塗抹検査

A 塗抹検鏡の意義

　結膜病変の診断にはいくつかのアプローチがあるが，中でも擦過塗抹標本の検鏡は病理でいえば即時生検に他ならず，診断として極めて重要である．感染症が微生物を犯人とした刑事捜査とすれば，塗抹検鏡は現行犯逮捕である．塗抹検鏡では種々染色法（一般染色，免疫組織染色など）により，結膜擦過物中に炎症細胞，変性上皮細胞，または病原体（細菌，クラミジア，真菌，アメーバ）を直視でき，またウイルス抗原も特異的染色法で証明できる．さらに，感染症では主たる炎症細胞の種類によって，病原体のおおよその系統を推測できる．その他，診断範囲はアレルギー，ドライアイ，変性疾患など多岐にわたる．塗抹検鏡は細隙燈顕微鏡診の延長であり，その強拡大診である．ここでは，準備するものを含めて，標本の作り方の実際と検鏡の着眼点について具体的に説明する．

　この世界は本来，生物学系従事者の基本的仕事である．ハードルを越えて慣れると楽しくなる．また奥は深い．筆者はこれをjobとhobbyを兼ねてjobbyと呼んでいる．是非挑戦していただきたい．

B 擦過塗抹の手順（図4-1〜10）

（1）点眼麻酔（図4-3）
- 患者の疼痛を取り除くため点眼麻酔を行う．
- 擦過塗抹のためだけであれば，通常の検査用点眼麻酔でもよいが，培養を引き続き施行する場合は，防腐剤抜きの点眼を用いるのが望ましい．防腐剤が培地での菌増殖に影響するためである．

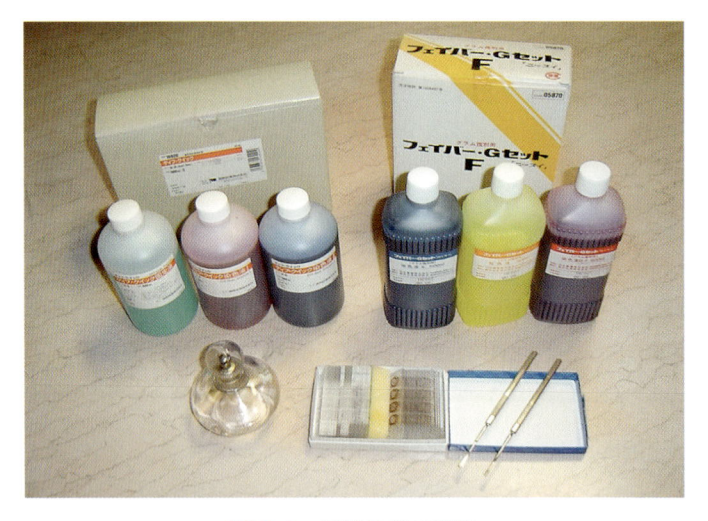

図4-1　塗抹検鏡の備品

専用スパーテル　プラチナ（白金）製　　　　　　　　ゴルフ刀

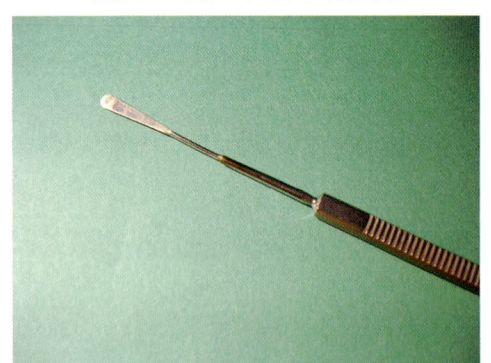

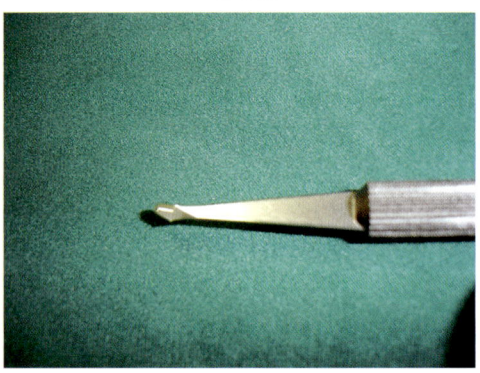

図4-2　結膜擦過用具

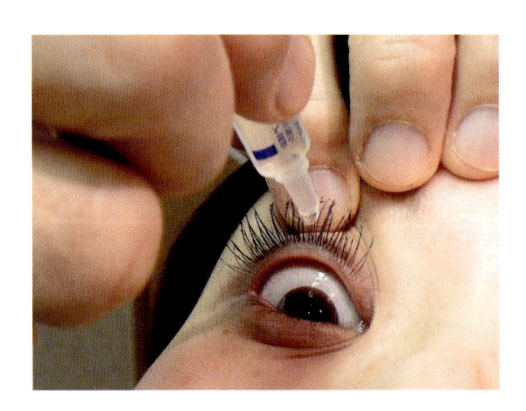

図4-3　結膜擦過塗抹の手技
点眼麻酔

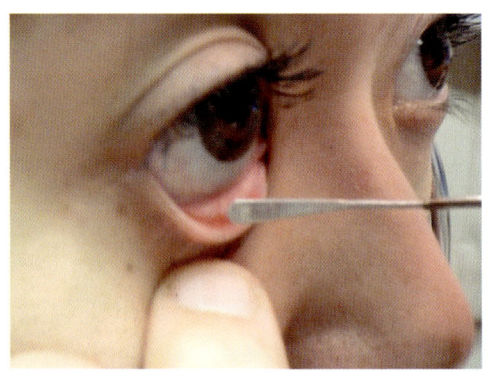

図4-4　結膜擦過塗抹の手技
スパーテルによる擦過

擦過塗抹検査　31

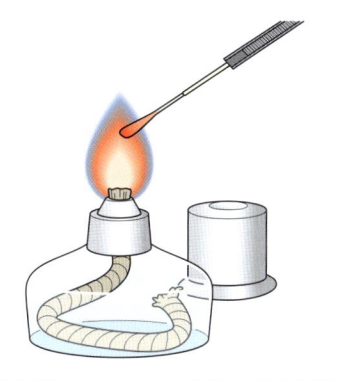

図4-5　スパーテル先端の火炎滅菌
（白金製は火炎後のクーリングが早い）

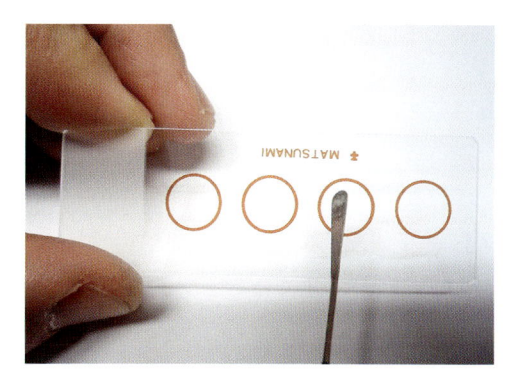

図4-6　結膜擦過塗抹の手技
スライドグラスへの塗抹

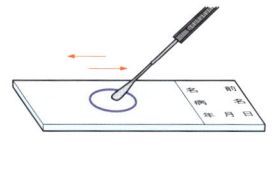

検体をうすくのばす．
スパーテルでは横に引き，綿棒では
転がして押しつけるようにする．

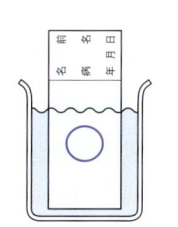

メチルアルコールに2〜5分つける．
もしくは，スライドグラスを平面に
置き，メチルアルコールを滴下する．
ギムザ染色（ディフ・クイック®染色）
とグラム染色に共通．

図4-7　塗抹，固定

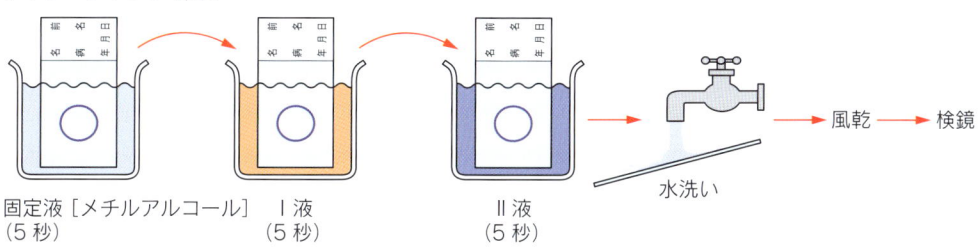

ディフ・クイック®染色

固定液［メチルアルコール］　　Ⅰ液　　　　Ⅱ液　　　　水洗い　→　風乾　→　検鏡
（5秒）　　　　　　　　　　　（5秒）　　　（5秒）

グラム染色

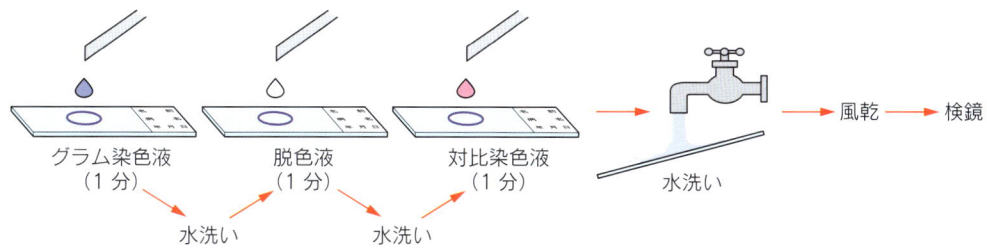

グラム染色液　　脱色液　　対比染色液　　水洗い　→　風乾　→　検鏡
（1分）　　　　（1分）　　（1分）
　　　↓　　　　↑　　　　↑
　　　水洗い　　水洗い

図4-8　染色

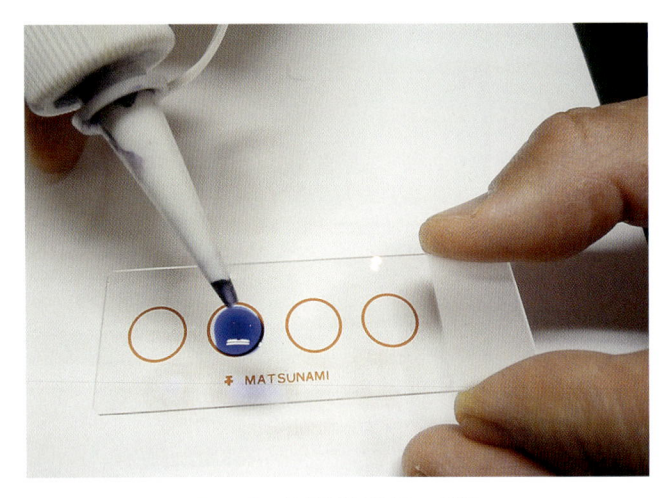

図4-9　結膜擦過塗抹の手技
染色

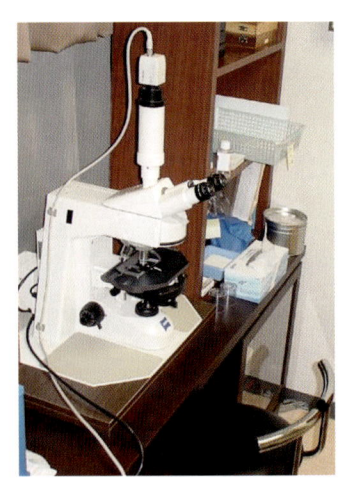

図4-10　結膜擦過塗抹の検鏡
顕微鏡とデジタル撮影装置

(2) 結膜擦過

- 結膜擦過にあたっては，白金製の専用スパーテルが一番よい（図4-4）．操作の前後で火炎滅菌をするが，その際のクーリングが非常に早いのが長所である（図4-5）．

(3) 塗抹（図4-6, 7）

- 擦過物はスライドグラスに塗抹するが，できるだけ薄く延ばすように塗抹することが重要である．なお，綿棒で擦過した場合は，綿棒をスライドグラス上でこするのではなく，転がすようにして検体を転写するとよい．

(4) 固定（図4-7）

- どの染色法に対してもほぼ乾燥した塗抹面にメチルアルコールを滴下して乾燥まで待てばよい（アルコール固定）．また火炎に数回あぶって固定してもよい（火炎固定）．

C 染色（図4-8, 9, 10）

(1) ギムザ染色（ディフ・クイック®染色）（図4-1, 8, 11）

- 本染色法は多目的スクリーニングである．擦過塗抹検査において，最も基本的で重要な染色法である．
- すべての感染症（ウイルス，細菌，クラミジア，真菌，寄生虫），アレルギー，ドライアイ，変性疾患などのすべてを診断範囲に含むといって過言ではない（表4-1）．
- 対物20〜40倍の検鏡で，多核球，単核球，好酸球などの炎症細胞，結膜上皮細

多形核白血球［陸軍］
は細菌，クラミジア，真菌で
出動

単核球［海軍］
はウイルスで
出動

好酸球［空軍］
はアレルギーで
出動

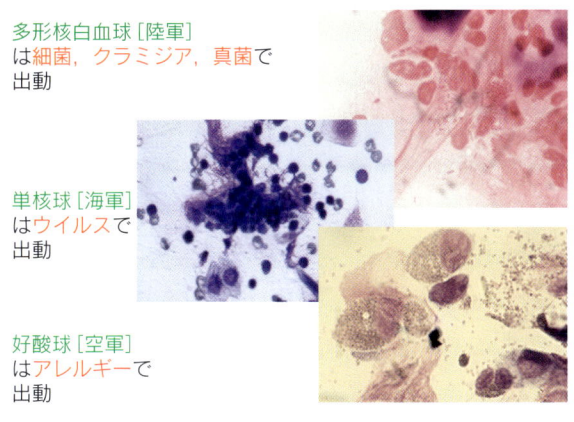

図4-11　炎症細胞を自衛軍とみたて敵を推測
（ギムザ染色，ディフ・クイック®染色）

表4-1　塗抹検査　染色法と主対象
1. ギムザ染色；ディフ・クイック®染色
　　炎症細胞，変性上皮細胞
2. グラム染色；フェイバーG®セット
　　細菌，真菌，アメーバ
3. ファンギフローラY®染色
　　真菌，アメーバ
4. 免疫染色
　　ウイルス抗原，アレルゲン

胞などをみて炎症反応か変性疾患かの大まかな振り分けができる．なお細菌など微生物は，この染色ではグラム染色性と無関係に，すべて同じ青紫色に染まる．
- 多核球が検出されれば範囲として細菌，クラミジア，真菌感染が疑われる．単核球が優位にみられればアデノウイルスによる流行目を筆頭としたウイルス感染を強く推測できる．また確実な好酸球，好塩基球などが1つでも確認されれば，アレルギー反応の存在は確実と考えてよい．
- 炎症細胞以外の所見については，光学顕微鏡の検鏡対象となる微生物は細菌，クラミジア，真菌，寄生虫など広範囲であるが，ウイルス感染でも上皮細胞の変性病変（別項，図8-11）などを間接的に診断の参考とすることが可能である．

(2) グラム染色（図4-1, 8, 13, 14）
- グラム染色はもっぱら感染微生物の検出に用いられる．スクリーニング染色のギムザ染色に比べ，より検出対象や目的が狭い．
- グラム陽性菌，真菌，およびアメーバ感染が陽性に染色される．グラム陽性菌の検出には優れているがグラム陰性菌の検出は困難である．本法では炎症細胞や上皮細胞の区別が困難であるため，細菌，真菌，アメーバ感染を強く疑った場合以外はあまり有用とはいえない．
- 結果的に細菌感染であれば，グラム陽性か陰性かの区別により，菌種や，病原性の推測ができ，検者の熟練度によっては培養同定に近い詳しい診断が可能になる．
- 検鏡で菌を見出すための工夫は，まず対物弱拡倍で多核球を探し，その付近で対物100倍に切り替えて菌体を探す．主要細菌の形状の特徴を心得たうえで，肺炎球菌，黄色ブドウ球菌，ヘモフィルス属，淋菌など結膜の主要起炎菌を予測しながらみるとよい．
- 検鏡の基礎として一応知っておくべきは，肉眼，光学顕微鏡，電子顕微鏡の分解

表4-2 顕微鏡の分解能：2点間識別能

肉眼	0.2mm	1倍
光顕	0.2μm	1,000倍
電顕	0.2nm	1,000,000倍

能の差である．

- われわれが通常臨床で用いるのはもちろん光学顕微鏡である．表4-2に示すように最大で0.2μmサイズが限界である．したがって多くの細菌が1μm前後のサイズであることを考えると，細菌が検鏡で認知し得る最小の微生物であることがわかる（図4-13）．

D 代表的細菌鏡検像

- 結膜細菌感染症の主要起炎菌の塗抹像の特徴を示しておきたい．具体的には，日本眼感染症学会特定菌6菌種（図4-12）のうち，結膜炎の主要起炎菌である以下の4菌種について述べる．

(1) 黄色ブドウ球菌（図4-13, 14）

- ブドウ球菌属はどの菌種も基本形は同様であり，塗抹像から菌種の区別はできない．すべて，ほぼ完全な球形のグラム陽性菌である．まさにブドウの房や粒をみているような様からこの名がある．

> **コラム　検鏡の歴史**
>
> - 古今東西，医学の歴史は感染症への恐怖の連続である．現在も例外ではない．感染症は病原微生物が，宿主に侵入・増殖し，宿主がこれを排除しようとする過程である．さしあたり，臨床では感染症はhost-parasite-drug relationshipの中でみることが基本であるが，その関係は極めて複雑である．決して，臨床像のみで確定診断が下せるようなものではない．
> - 17世紀，オランダのAntony van Leeuwenhoek（1632～1723）が初めて考案した顕微鏡で微生物の実像をとらえた．その後，感染症学の進歩に伴って，微生物の存在と関わりを証明する方法には多種多様な方法が開発されてきた．
> - 例としては微生物を直接生け捕りにして増やす培養法，外来侵入抗原に対して生体が反応した結果生じる免疫反応，PCRなど分子生物学的手法などである．しかし，顕微鏡による微生物の検出は今日でも最も確実でかつ迅速な方法として，感染症原因診断で不動の位置を保ち続けているといえる．
> - 塗抹検鏡をたとえれば，捕り物帖における現行犯逮捕に相当する最も文句のない証拠である．

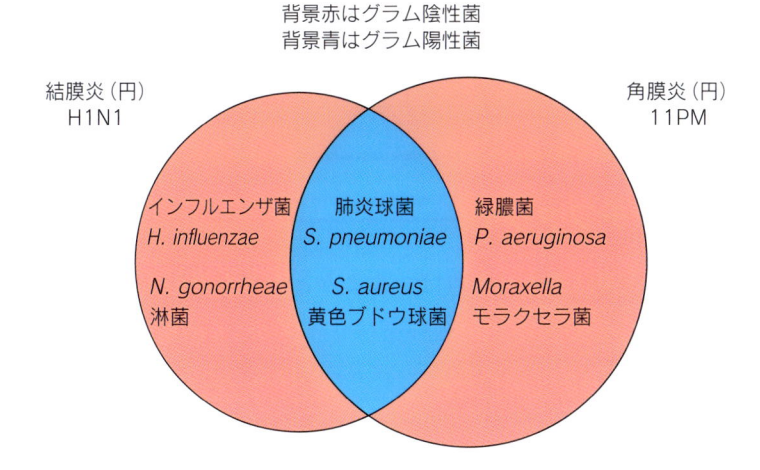

背景赤はグラム陰性菌
背景青はグラム陽性菌

結膜炎（円）　　　　　　　　　　　　　　　角膜炎（円）
H1N1　　　　　　　　　　　　　　　　　　 11PM

インフルエンザ菌　　肺炎球菌　　　緑膿菌
H. influenzae　　*S. pneumoniae*　*P. aeruginosa*

N. gonorrheae　　*S. aureus*　　*Moraxella*
淋菌　　　　　　　黄色ブドウ球菌　モラクセラ菌

（記憶法：Sを縦長にみて1と読み替えるS＝1）

11PMは時刻を文字った記憶イメージであるが，H1N1はたまたま新型インフルエンザの型別の一つである．

図4-12　日本眼感染症学会　外眼感染症特定菌6菌種

暖色を背景に
寒色に染まる

肺炎球菌
ランセット型

ブドウ球菌
正円型

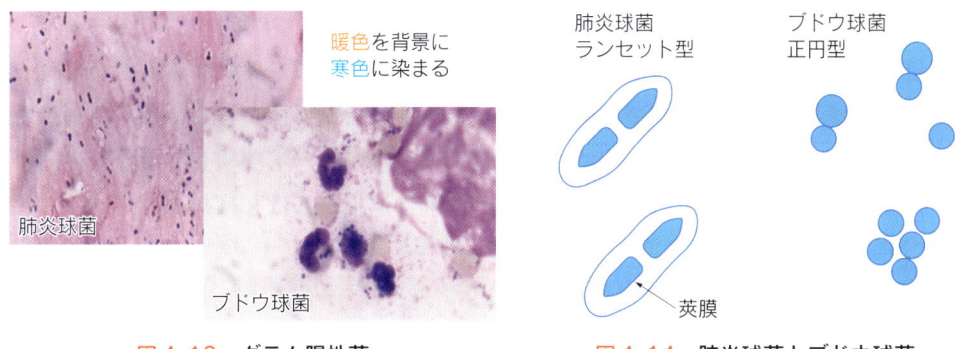

莢膜

図4-13　グラム陽性菌　　　　　**図4-14　肺炎球菌とブドウ球菌**

- 多数個まとまった房状，2つが連鎖したもの，1個のみのものがみられる．意外と多いのが2つ連鎖で，肺炎球菌や淋菌との鑑別を要する．

(2) 肺炎球菌（図4-13, 14）

- 肺炎球菌はグラム陽性双球菌であり，両端がやや尖っていて，ランセット型といわれる．ブドウ球菌のような完全な球形ではない．この菌の特徴を見抜くと，その場で肺炎球菌という同定が顕微鏡上で可能である．したがって，培養同定結果を待つ必要はなく，菌種までの即日診断が下せる．塗抹が非常に有用な菌である．

(3) インフルエンザ菌

- グラム陰性の小さい桿菌である．グラム染色では対比染色で朱色に染まるが，染色性は悪く，一般に見つけにくい．

表4-3 塗抹と培養の違い

塗抹：現場をそのまま固定
　　　 fix as it is
　　　　　false negative 多い
培養：人工培地で選択・増幅
　　　 select and grow
　　　　　false positive 多い

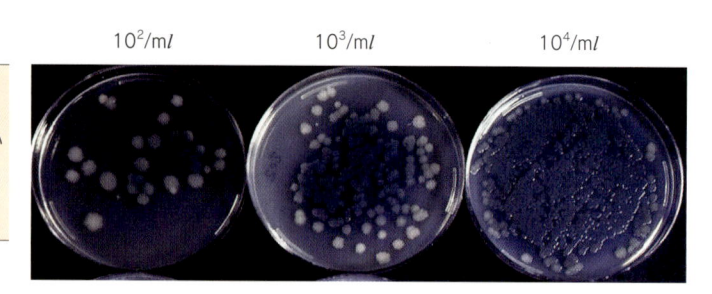

$10^2/ml$　　$10^3/ml$　　$10^4/ml$

図4-16 菌液濃度と培地増殖

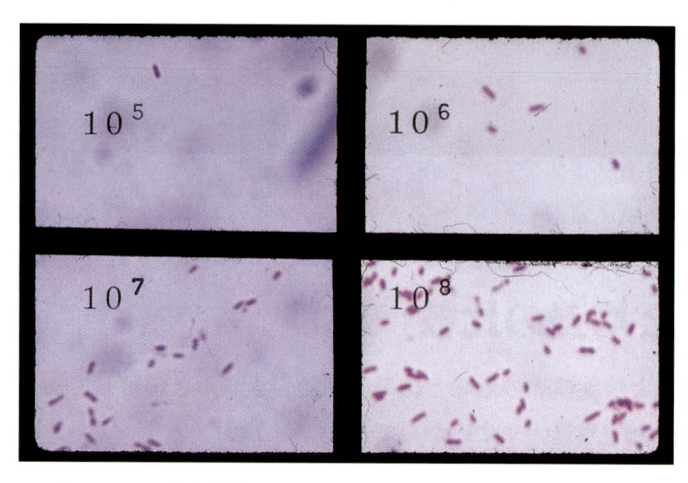

10^5　　10^6
10^7　　10^8

図4-17 菌液濃度（/ml）と検鏡像（緑膿菌）（グラム染色）

コラム ・・・眼感染症診断の七五三（表4-4）

- 本書の冒頭でも冒頭でも詳説したが，筆者は従来から，学生や研修医に対して，小臓器である眼における複雑多岐な感染症を，気楽に親しんでもらうために，一種の整理タンスと考えたのが眼感染症診断の七五三である．
- つまり，「七五三」とは，七つの感染部位（眼瞼，結膜，涙器，眼窩，角膜，強膜，眼内），五つの病原体（ウイルス，細菌，クラミジア，真菌，寄生虫），三つの診断法（塗抹検鏡，分離培養，血液検査）である．
- ただし，時代の変遷とともに眼感染症の診療も変貌しているため，現時点ではいくつかの修正を加える必要が出てきている．そこで大橋裕一先生がこれを発展させ，学術的，詳細な新眼感染症七五三を提唱されている．筆者版は初心者の導入版，大橋新版は眼科専門医・研究者の発展版と考え使い分けたい．いずれにせよ，複雑な眼感染症を鳥瞰的に把握整理するための助けとなれば幸いである．

表4-4 眼感染症の七五三（診断）

感染部位（七）	眼瞼　結膜　涙器　眼窩　角膜　強膜　眼内
病原体（五）	ウイルス　細菌　クラミジア　真菌　寄生虫
検査（三）	塗抹　培養　血液

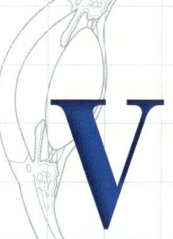

V 結膜炎の症候と原因

はじめに

結膜炎には特徴的な症候によるグループが存在する（表5-1）．これらは類似原因による場合が多いことは確かであるが，まったく別カテゴリーの原因による場合もあり，症候だけでは原因診断ができない．また，それらの原因にしても極めて多様であり，1対1の対応ではない点が結膜炎の診断と治療を困難にしている．ここでは，症候は図説し（図5-1～12），原因は表示（表5-2～7）した．

1 化膿性結膜炎 (purulent conjunctivitis)

（図5-1, 2）

- これは通常，大量の黄白色，膿性クリーム状の眼脂を伴う重症の急性結膜炎である．
- 結膜は著明に充血し，混濁して透明性を失い，顕著な浮腫（chemosis）を生じる．特に下部組織との接着が緩い球結膜では腫脹膨隆が著しく，角膜周辺を覆い隠すほどに張り出すことも珍しくない（図5-1）．なお，これが特に新生児にみられたものを新生児膿漏眼と呼んで，1つの疾患カテゴリーとする場合がある（図5-2）．代表的原因は淋菌である．その他，ブドウ球菌，クラミジアなどが挙げられる．

表5-1 症候別結膜炎

化膿性結膜炎
カタル性結膜炎
　急性カタル性結膜炎
　慢性カタル性結膜炎
濾胞性結膜炎
　急性濾胞性結膜炎
　慢性濾胞性結膜炎
乳頭性結膜炎
偽膜性結膜炎
潰瘍性結膜炎
眼瞼結膜炎
眼角結膜炎

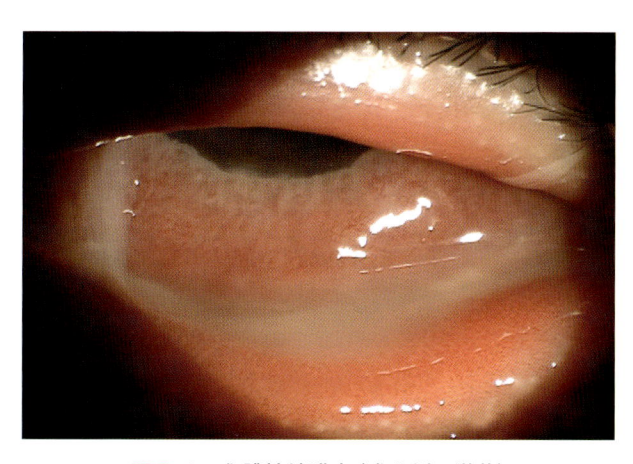

図5-1 化膿性結膜炎（成人例：淋菌）

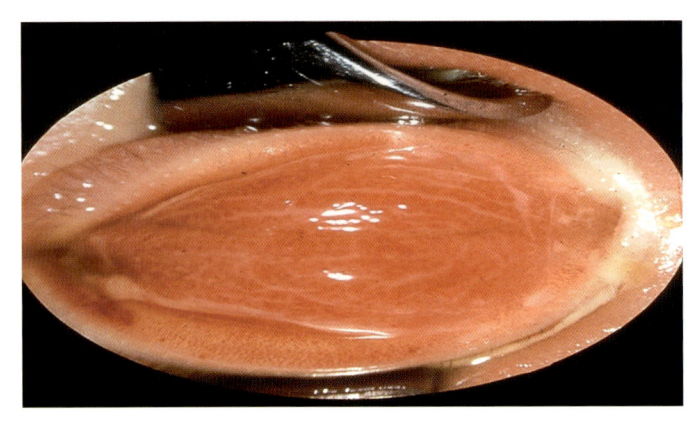

図5-2　化膿性結膜炎（新生児膿漏眼：淋菌）
（大石正夫先生原図）

2 カタル性結膜炎（catarrhal conjunctivitis）
（図5-3, 4）

A 急性カタル性結膜炎（acute catarrhal conjunctivitis）

- 急性カタル性結膜炎は中等度の粘液膿性眼脂と球結膜充血を示す．瞼結膜は拡張血管が明瞭に認められる程度に，結膜は透き通った炎症所見を呈する．濾胞形成，乳頭増殖は通常みられない．
- 細菌性結膜炎の大多数は急性カタル性結膜炎であり，乳幼児のインフルエンザ菌（図5-3）や学童期の肺炎球菌による急性結膜炎が代表である．
- 冬季発症が多く，感冒に引き続き多くは両眼性に発症する．ウイルスでは，麻疹のときにカタル性結膜炎を伴う．物理・化学的刺激でも生じる場合がある．

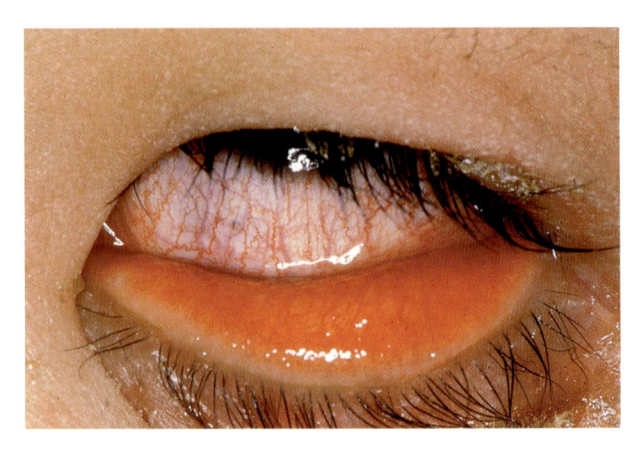

図5-3　急性カタル性結膜炎

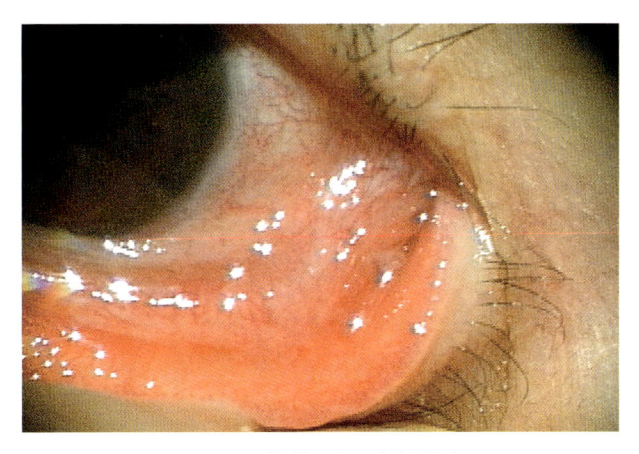

図5-4　慢性カタル性結膜炎

B 慢性カタル性結膜炎 (chronic catarrhal conjunctivitis)

- 慢性例は急性のものに比べ症状は一見軽微な場合が多いが，経過が長期難治性でむしろ結膜炎としては臨床的により問題なものが多い．眼角眼瞼炎，脂漏性眼瞼炎，慢性涙囊炎，涙小管炎（図5-4）に伴う結膜炎でよくみられる．

3 濾胞性結膜炎 (follicular conjunctivitis)
（図5-5〜7）

- 濾胞性結膜炎 (follicular conjunctivitis) とは瞼結膜の濾胞形成を主症状とする結膜炎のことである．濾胞は周辺部を血管に囲まれた結膜の隆起で，特に円蓋部瞼結膜にみられる．健常状態でもみられ，特にリンパ組織の発達する2〜15歳に形成能が高まるとされる．

A 急性濾胞性結膜炎

- 原因はウイルスおよびクラミジアが多い．ウイルスはアデノウイルスによる流行性角結膜炎（図5-5）と咽頭結膜熱，エンテロウイルス70，コクサッキーA24変異株による急性出血性結膜炎，単純ヘルペスによる結膜炎などがある．いずれも高度の充血とともに瞼結膜の濾胞形成と耳前リンパ節圧痛，腫脹がみられる．

B 慢性濾胞性結膜炎

- 原因には感染としてクラミジア，モラクセラ菌，伝染性軟属腫ウイルスなど，薬物としてアトロピンやIDU点眼薬の長期使用による毒性反応（図5-6）によって生じる．眼脂，充血の増強とともに瞼結膜に著明な濾胞を形成する．

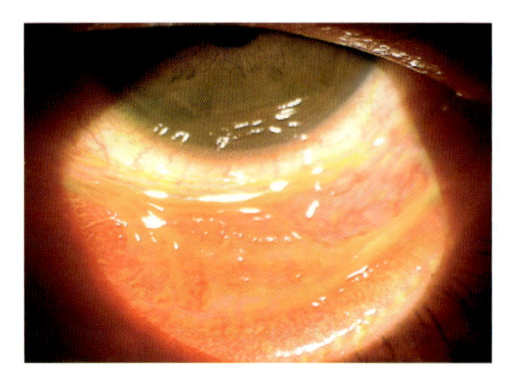

図5-5　急性濾胞性結膜炎（EKC）

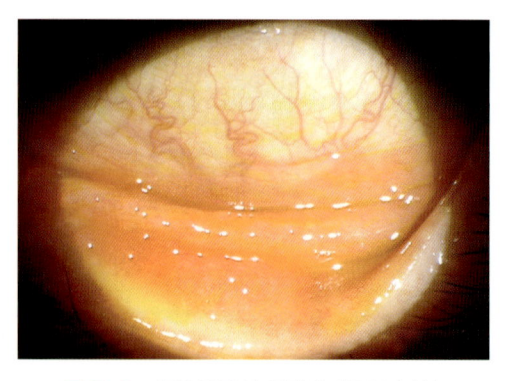

図5-6　慢性濾胞性結膜炎（IDU毒性）

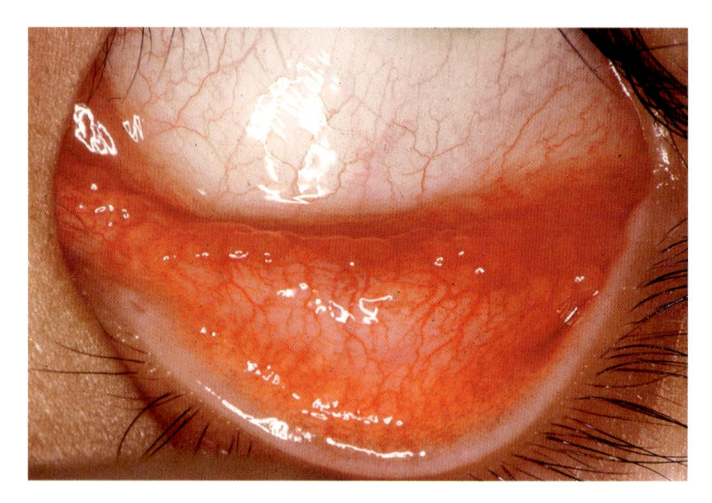

図5-7　結膜濾胞症

C 結膜濾胞症（図5-7）

- 濾胞形成のみで炎症所見を伴わないもので，学童によくみられる．治療の必要はない．

4 乳頭性結膜炎（papillary conjunctivitis）
（図5-8）

- 乳頭性結膜炎の代表は春季カタル（VKC）（図5-8）（別項，図11-4, 5, 6, 7），巨大乳頭結膜炎（GPC）（別項，図11-9, 10）が双璧である．
- GPCは上眼瞼結膜に直径1mm以上の乳頭増殖がみられる結膜炎の総称で，コンタクトレンズ（CL），義眼や術後縫合糸に付着した汚れに対するアレルギー反応である．結膜乳頭とは，その頂点に血管が認められる結膜の隆起で，正常では直径0.3mm以下である．

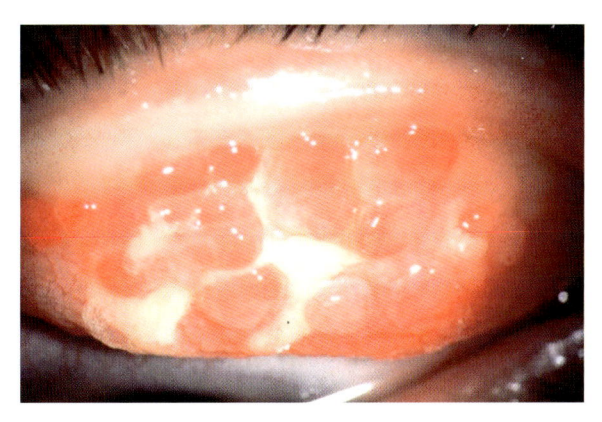

図5-8　乳頭性結膜炎（春季カタル）

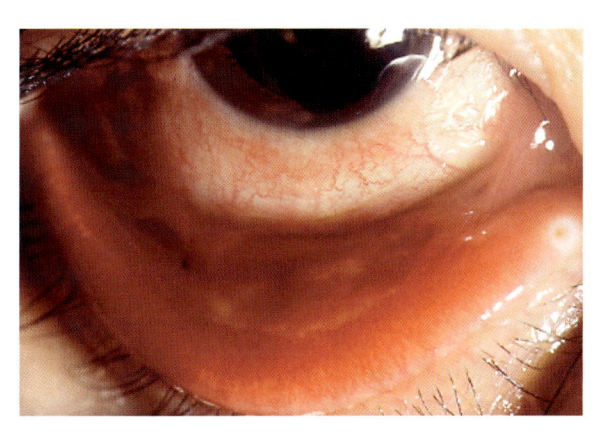

図5-9　偽膜性結膜炎（EKC）

5 偽膜性結膜炎（pseudomembranous conjunctivitis）（図5-9）

- 眼分泌物中の線維素と好中球などが網目状になった偽膜（pseudomembranes）が，結膜上皮の上に白色の膜様物として認められる結膜炎のことである．
- 原因として，流行性角結膜炎（図5-9），新生児封入体結膜炎，ジフテリア結膜炎，溶連菌結膜炎などの感染症および眼類天疱瘡，Stevens-Johnson症候群などのOcular surface disordersが挙げられる．
- 偽膜形成は幼小児や高齢者で伴いやすい．リグニアス結膜炎（別項，図12-7）は慢性，再発性の偽膜性結膜炎であり，白色の厚みがある硬い偽膜を特徴とする．

6 潰瘍性結膜炎（図5-10）

- 急性，慢性原因により結膜上皮欠損が生じて，潰瘍に至るものである．重症な薬傷などでみられるが，義眼など長期慢性刺激でも生じる場合がある（図5-10）．

7 眼瞼結膜炎（図5-11）

- 眼瞼の特に眼瞼縁の炎症においては通常結膜炎が合併する．多くはブドウ球菌による高齢者の慢性眼瞼結膜炎である．

8 眼角結膜炎（図5-12）

- 教科書的に有名なのはモラクセラ菌による眼角炎に合併する結膜炎である．ブドウ球菌によるものも多い（図5-12）．

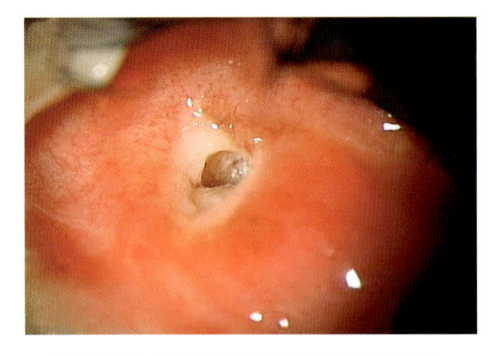

図5-10　潰瘍性結膜炎（義眼囊の穿孔）

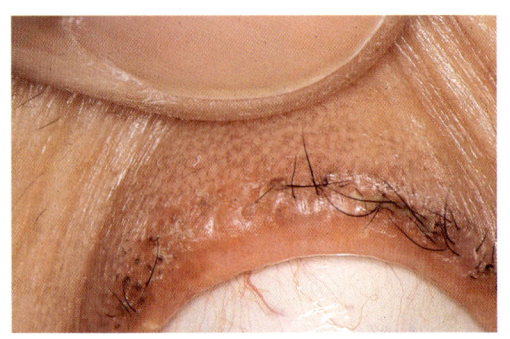

図5-11　眼瞼結膜炎（ブドウ球菌）
長期の炎症により睫毛禿が生じる

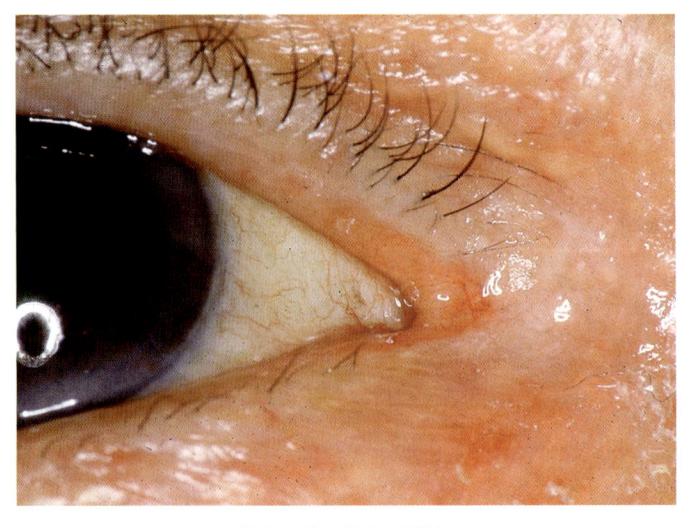

図5-12　眼角結膜炎
外眼角の皮膚のびらんが特徴

表5-2 結膜炎の原因 (1)細菌

急性(化膿性)
 N. gonorrheae
 N. meningitidis
急性(粘液膿性)
 S. pneumoniae
 H. influenzae
亜急性・慢性
 S. aureus
 Moraxella lacunata

その他
 Streptococci
 Moraxella (Branhamella) catarrhallis
 Coliforms
 Proteus
 Corynebacterium 属
 Mycobacterium 属

表5-3 結膜炎の原因 (2)クラミジア

Trachoma (*Chlamydia trachomotis* serotypes A-C)
Inclusion conjunctivitis (*C. trachomatis* serotypes D-K)
Lymphogranuloma venereum (LGV) (*C. trachomatis* serotypes L1-3)

表5-4 結膜炎の原因 (3)ウイルス

Acute follricular conjunctivitis
 Epidemic keratoconjunctivitis (adenovirus)
 Pharyngoconjunctival fever (adenoviruses)
 Acute hemorrhagic conjunctivitis
  (enterovirus 70, coxsackievirus A24)
 Herpes simplex virus
Chronic foJlicurar conjunctivitis
 Molluscum contagiosum virus
Blephaloconjunctivitis
 varicella-zoster virus
 Measles virus

表5-4 結膜炎の原因 (5)アレルギー

Immediate (humoral) hypersensitivity reactions
 花粉症
 春季カタル
 アトピー性角結膜炎
 巨大乳頭性結膜炎
Delayed (cellular) hypersensitivity reactions
 フリクテン性結膜炎
 接触性皮膚炎
Autoimmune disease
 シェーグレン症候群
 眼類天疱瘡

表5-5 結膜炎の原因 (6)化学物質

点眼液:Miotics, IDU
コンタクトレンズ溶液
酸, アルカリ
煙, 風, 紫外線

表5-6 結膜炎の原因 (7)全身疾患

Thyroid disease (exposure, congestive)
Gouty conjunctivitis
Carcinoid conjunctivitis
Sarcoidosis
Tuberculosis
Syphilis

表5-7 結膜炎の原因 (8)不明

Folliculosis
Chronic forllicular conjunctivitis
Ocular rosacea
Psoriasis
Stevens-Johnson syndrome
Dermatitis herpetiformis
Epidermolysis bullosa
Superior limbic keratoconjunctivitis
Ligneous conjunctivitis
Reiter's syndrome
Mucocutaneous lymph node syndrome (川崎病)

VI 結膜の消毒

1 結膜消毒の意義

- 結膜消毒の臨床目的は大別して，①術前滅菌法，②感染性結膜炎の治療の2つが考えられる．つまり術後眼内炎予防目的での結膜嚢の洗浄・滅菌と結膜炎治療目的での結膜嚢の除菌である．
- 感染症や感染制御は host-parasite-drug relationship によって成り立っている．抗菌薬（drug）に対する耐性菌・耐性微生物（parasite）の増加と，高齢者・腫瘍患者などの易感染宿主（host）の増大につれて，感染症の難治化はますます問題になっていく．いかなる抗菌薬の発達も耐性菌には絶対に勝てない．この状況下で，原則として耐性化しない消毒薬による感染制御の重要性は増えている．特に，結膜というオキュラーサーフェスは表在粘膜として消毒がきわめて便利で有用な組織と言える．
- 眼粘膜に使用可能な消毒薬にはいろいろある（表6-1）．有効性と安全性の両面からの有用性で考えると，現実的な代表はヨード剤（図6-1）とオゾン水（図6-2）

表6-1　結膜消毒薬の用量と効果

消毒薬	用量	対細菌	対ウイルス
クロルヘキシジン	0.05％以下	○	×
塩化ベンザルコニウム	0.01～0.05％	○	×
PAヨード	0.2％（原液）の4～8倍希釈液	○	○
オゾン水	2～4ppm	○	○

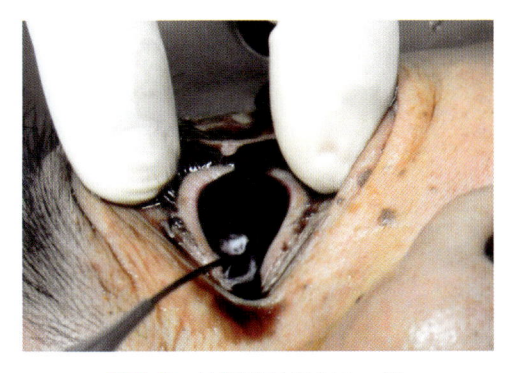

図6-1　結膜消毒（PAヨード）

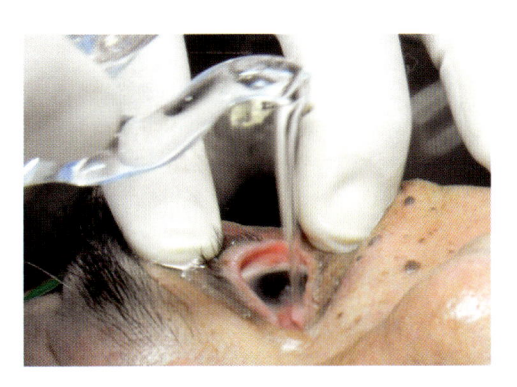

図6-2　結膜消毒（オゾン水）

と考えられる．ここでは，現在唯一，眼粘膜消毒薬として，また点眼薬（角膜ヘルペス）として認可されているヨード剤であるPAヨードを中心に解説する．

2 消毒の3要素「温濃時の変」

- 消毒薬が殺菌効果を発揮するためには，3つの要素（変数）が重要である．それは①温度・②濃度・③時間の3変数（要素）である（筆者はこれを「温濃時の変」と呼ぶ）(図6-3)．
- ①温度については，一般に低温は殺菌効果が低く，0℃ではほとんど殺菌効果はないとされている．事実，高温度ほど効果は良いが，熱傷という副作用があるため限度がある．したがって，消毒効果と副作用が折り合う至適温度が求められる．また，②濃度も至適濃度がある．ヨード剤では遊離ヨードが殺菌作用を示すため，必ずしも原液が最良ではないが，経時的消費と失活があるため，至適濃度よりやや高めが良いかもしれない．また，③時間については単純には長いほど殺菌効果があがるので，臨床応用にあたっては必要最低限の許容最短時間を求めることになる．
- 以上，採用すべき最終的な"温濃時の変"数は，許容最高温度，至適範囲濃度，必要最短時間となる．以下は，PAヨードで検討した濃度・時間・温度の影響について説明する．

A 温度の影響

- まず3変数のうち，消毒薬の準備調整の起点は，希釈用溶液の温度（冷水，室温水，温水）である．PAヨードについて反応温度を4℃，20℃，36℃の3段階で検討した結果が図6-4である．反応時間は60秒である．20℃，36℃では大半の微生物数が$2_{\log}$から$3_{\log}$の減少を示したが，4℃では$1_{\log}$から$2_{\log}$の減少にとどまる．不活化効果は低温で低下する点が重要である．冷蔵庫に作り置きした溶液をそのまま使うのは最悪である．

1. 温度　低温は無効
   （20℃）
2. 濃度　至適濃度
   （PAヨード：4〜8倍希釈）
3. 時間　接触時間
   （PAヨード：60秒）

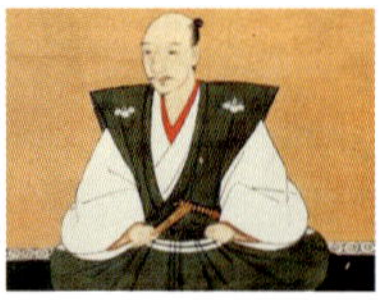

図6-3　温濃時の変（消毒の3変数）

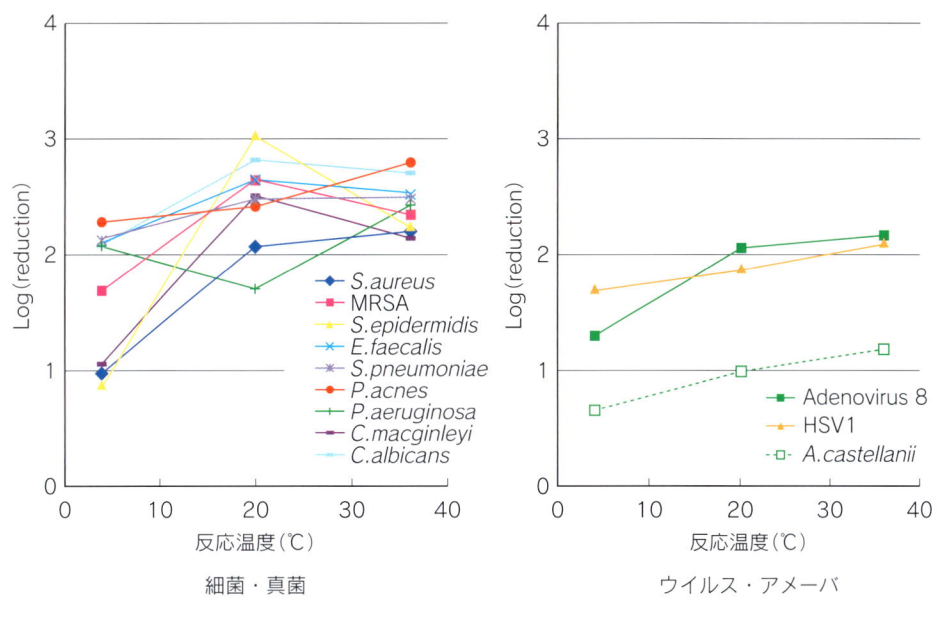

図6-4　温度の影響（時間：60秒）

細菌・真菌　　　　　　　　　　　ウイルス・アメーバ

B　濃度・時間の影響（温度20℃）

(1) 細菌の殺菌曲線
- 図6-5，6は横軸がヨウ素濃度，縦軸が残存の微生物数（対数）である．ここでは温度20℃，濃度8倍希釈の条件下で，全試験細菌種を10秒でほぼ死滅させている．この結果で見る限り，細菌を対象にした術前消毒では10秒でも有用と考えられる．また，MRSA，腸球菌，P. acnes など耐性化率が高い術後眼内炎の主要起炎菌に対しても感受性菌とまったく同様の不活化効果を示している点は特筆に値する．この点は抗菌薬に対して，消毒薬の持つ優位性の最大の評価ポイントと考えてよい．

(2) ウイルスの殺滅曲線
- ウイルスは濃度・時間とも不活化効果において正の相関があり，効果は高濃度・長時間ほど高い活性を示している（図6-7）．

C　PAヨードの安定性

- PAヨードを実際に使用する際，希釈調整後の活性の持続性・安定性の認識は極めて重要である．図6-8は密栓をしないで空気に触れさせた場合，いずれの材質の容器を用いても，5時間で50%失活することを示している．

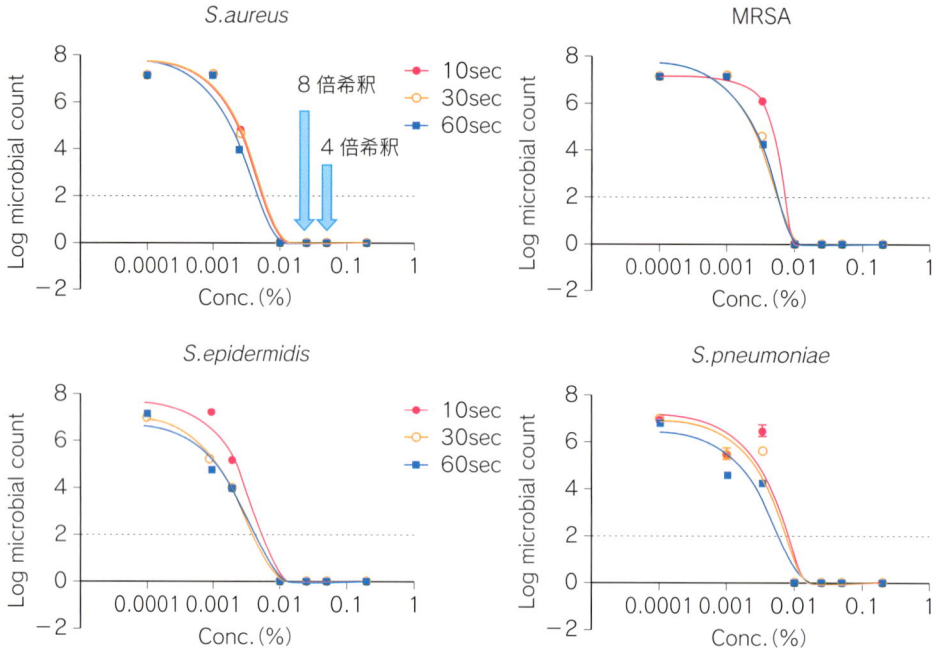

図6-5　4種細菌に対する効果

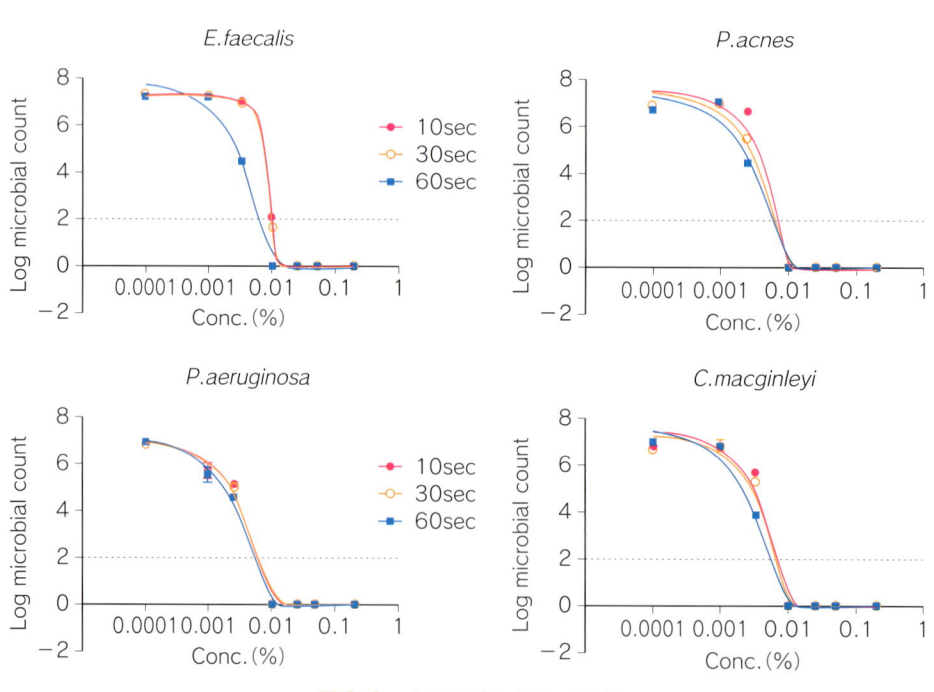

図6-6　4種細菌に対する効果

温度20℃・濃度・時間の影響

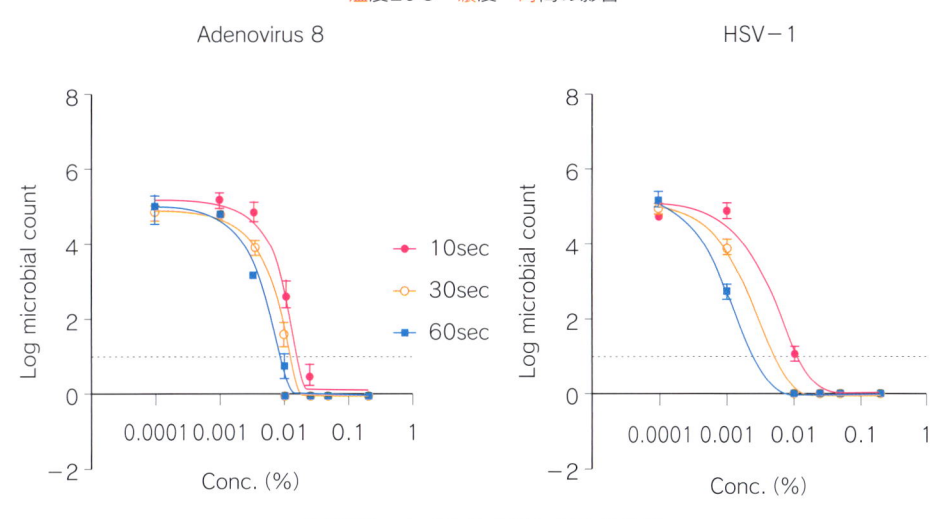

図6-7　ウイルス2種に対する効果

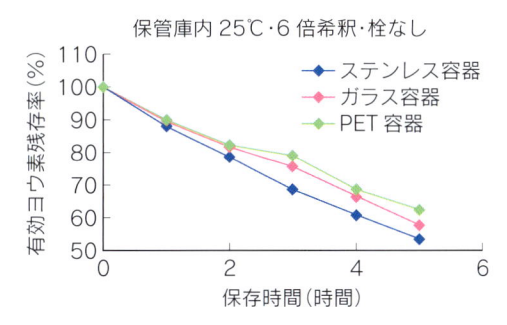

図6-8　PAヨード希釈後　開放容器での失活
希釈後，開放容器では，ヨウ素残存率が急速に低下する．

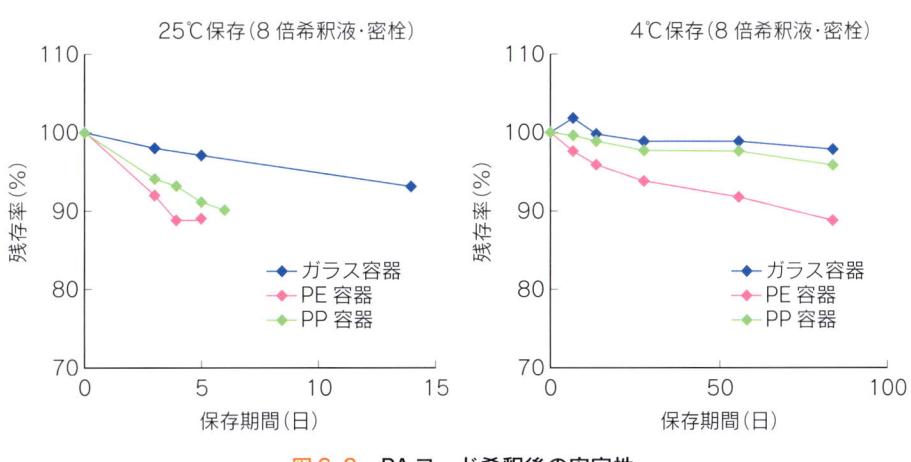

図6-9　PAヨード希釈後の安定性

- それに対し，図6-9のごとく，密栓さえしておけば室温でも数週間，冷蔵庫保存では数カ月，90%以上活性の安定が得られることがわかる．
- この点から臨床使用の際，術前減菌法では要時調整が原則であり，結膜炎治療目的で使用する場合には，1日1本検討で，小分けにして密栓付き点眼容器を用いる必要がある．この臨床応用については，今後，有用性の検討が期待される．

D オゾン水

- オゾン水は有効性と安全性の両面からきわめて有用性が高い消毒薬である．抗微生物活性はオゾンが酸素に変化する際の酸化作用による．スペクトルは細菌からウイルスまできわめて広い．
- 具体的臨床応用では術前減菌法やアデノウイルス感染予防などで有用である．しかし，難点は，特殊な生成装置が必要なこと，比較的短時間で失活することである．したがって，ある程度の目的意識を持って使用することになる．最近，診療所用の小型で安価な装置（図6-10）が普及しつつあり，今後その臨床応用が広がると考えられる．

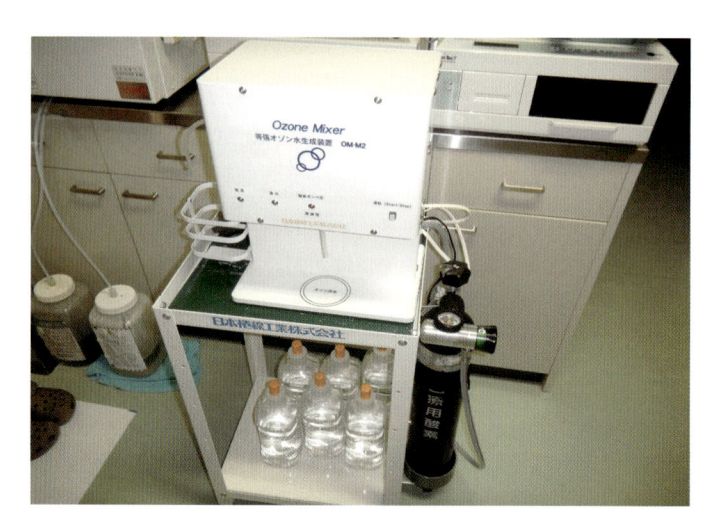

図6-10　オゾン水の生成装置

VII 細菌性結膜炎

はじめに

細菌性結膜炎には急性（hyperacute, acute, subacute）と慢性（chronic）の経過がある．急性型は通常 self-limited に消炎して，1〜2週間で自然治癒するものが多い．ただし，一部，淋菌性などの hyperacute type では適切な治療が遅れると重篤な後遺症を残す場合がある．慢性型は長期経過（long course）をたどるが結膜固有の感染であることより，眼瞼（lids）や涙道（lacrimal apparatus）の病気と合併したものが多いので，因果両疾患の治療が重要となる．

一般症状は充血，膿性（粘液膿性）眼脂，異物感（刺激感）の3つが必発兆候である．通常は片眼性にはじまるが多くは両眼性になる．鼻涙管からの鼻涙管からの上行や自分の手指による眼への伝搬などが感染経路と考えられる．

1 結膜炎と角膜炎　起炎菌の不思議

- 前項でも紹介したが図7-1に結膜と角膜に感染する重要起炎菌を再度示した．ここには検出された場合，起炎菌の可能性が高い日本眼感染症学会指定の外眼部感染症特定菌（6菌種）がすべて存在する．
- グラム陽性菌は結膜でも角膜でも肺炎球菌（S. pneumoniae）と黄色ブドウ球菌（S. aureus）で共通しているが，グラム陰性菌は結膜ではインフルエンザ菌（H.

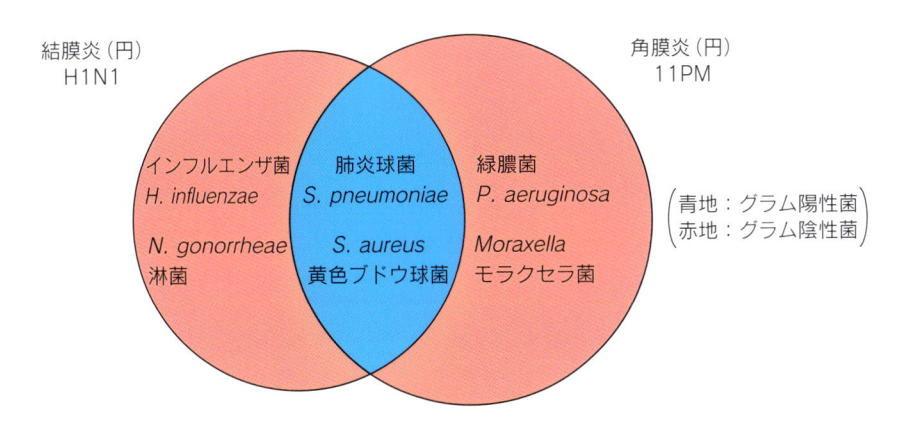

結膜炎（円）
H1N1

角膜炎（円）
11PM

インフルエンザ菌
H. influenzae
N. gonorrheae
淋菌

肺炎球菌
S. pneumoniae
S. aureus
黄色ブドウ球菌

緑膿菌
P. aeruginosa
Moraxella
モラクセラ菌

青地：グラム陽性菌
赤地：グラム陰性菌

（記憶法：S を縦長に見て1と読み替える S＝1）
記憶法：H1N1 は新型インフルエンザウイルスの型別，11PM は時刻

図7-1　日本眼感染症学会　外眼感染症特定菌6菌種

表7-1 細菌の結膜感染病態

1. 上皮細胞寄生　付着型
   例：淋菌，コッホ・ウィークス菌
2. 非上皮寄生性（液中増殖）　流浪型
   例：ブドウ球菌，レンサ球菌，インフルエンザ菌

influenzae）と淋菌（N. gonorrheae），角膜では緑膿菌（P. aerugionasa）とモラクセラ菌（Moraxella）であり，重要起炎菌として顕著な棲み分けがみられる．不思議なことである．表7-1に結膜炎病態別の重要起炎菌を示した．

2 結膜炎にみられる世代

- 細菌性結膜炎の患者世代は低年齢と高年齢に極端に分断されている（図7-2）．つまり，細菌感染は免疫未熟世代の小児と免疫衰退世代の高齢者の二峰性が顕著である．対照的に，その間の世代は免疫成熟世代であるため当然アレルギー性結膜炎が一般的な疾患となる．このように，結膜炎を考えるうえで，年齢は意外に重要なファクターである．
- 最高頻度の臨床病型は粘液膿性眼脂を特徴とするカタル性結膜炎〔acute catarrhal（mucopurulent）conjunctivitis〕である．そしてこの罹患年齢は乳幼児，幼児や学童が大半で，小児科領域の疾患と評して過言ではない（図7-3〜5）．
- 小児科医へのアンケート調査によると大半の症例は小児科で扱われ，治療されており，案外眼科医がみる機会が少ない．
- 代表起炎菌はインフルエンザ菌（ヘモフィルス属）が独占的で，次いで肺炎球菌である（図7-3, 4）．その他では，黄色ブドウ球菌，淋菌などが重要となる．淋菌の発症頻度はほかの細菌に比べれば少なく学習上軽視しがちである．淋菌性結膜炎はいざ遭遇すると難治性であり，角膜穿孔率が高く，「失明し得る唯一の結膜炎」として重要である．

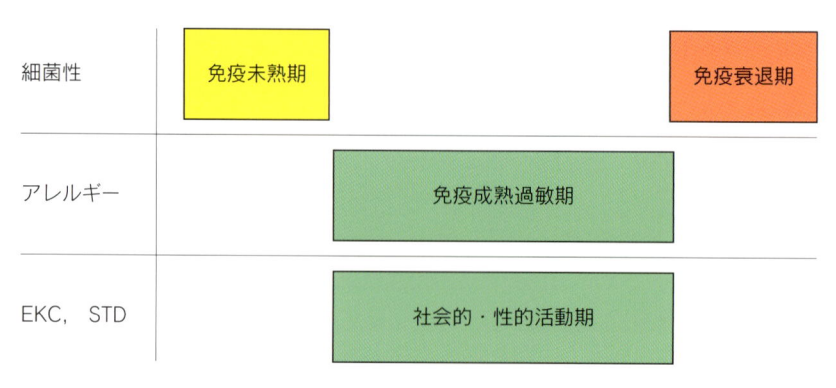

図7-2 結膜炎の年齢分布

結膜炎にみられる世代　55

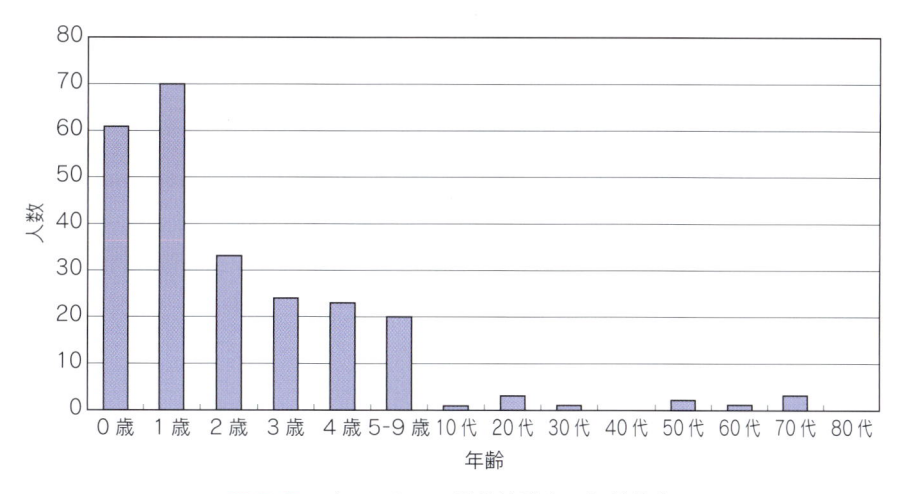

図7-3　インフルエンザ菌結膜炎　年齢分布
（堀・秦野：急性細菌性結膜炎の疫学　あたらしい眼科6，1989図7-3，4，5）

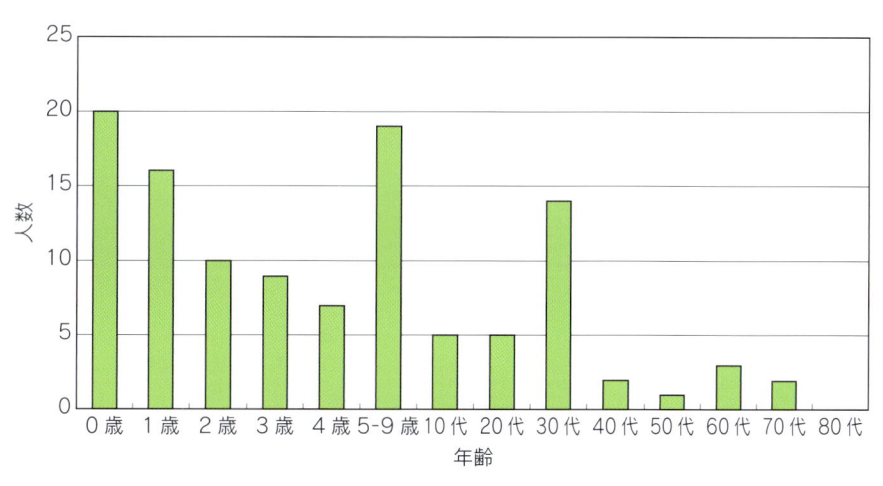

図7-4　肺炎球菌結膜炎　年齢分布

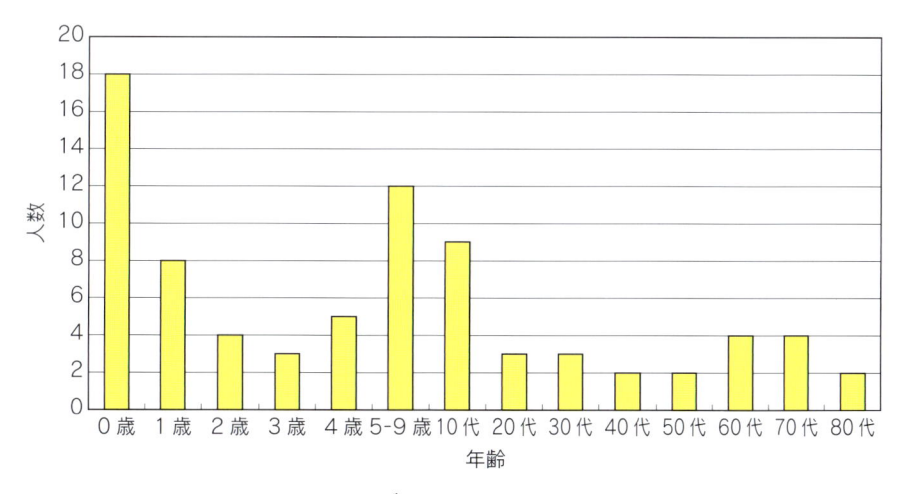

図7-5　黄色ブドウ球菌結膜炎　年齢分布

3 結膜炎 2つの病態

- 結膜嚢内における細菌感染の病態は2つに大別できるように考えられる（表7-1）.
- まず明らかに存在する病態の一つは淋菌とコッホ・ウィークス菌にみられるもので，細菌が結膜上皮細胞表面に付着して増殖している状態である．これは上皮寄生（epithelial parasitism）と称されている．*in vitro* での光景にたとえると，細菌が寒天平板培地でコロニーを張りつかせている様子に似ている（図7-7）．これ

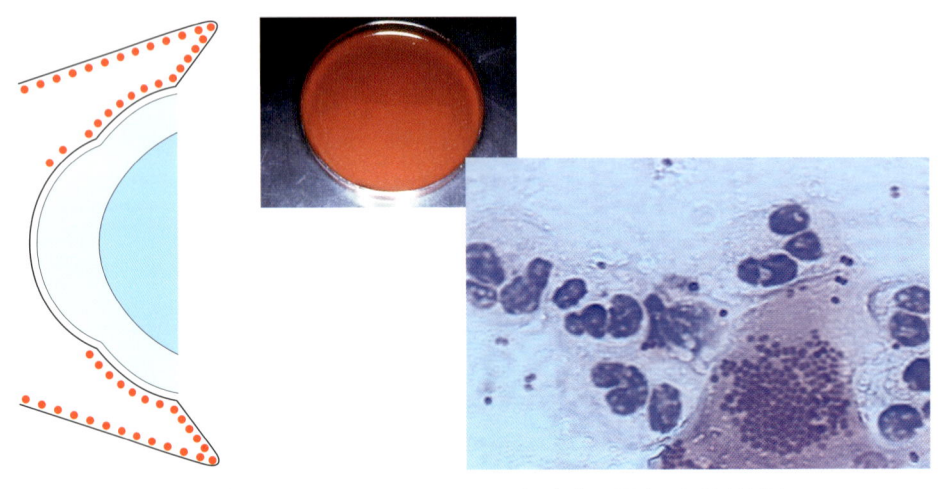

図7-6　上皮寄生型の結膜炎

図7-7　平板培地に増殖した菌（付着）
図7-8　淋菌性結膜炎の塗抹標本
（ディフ・クイック®染色）
菌が上皮細胞表面に寄生している．

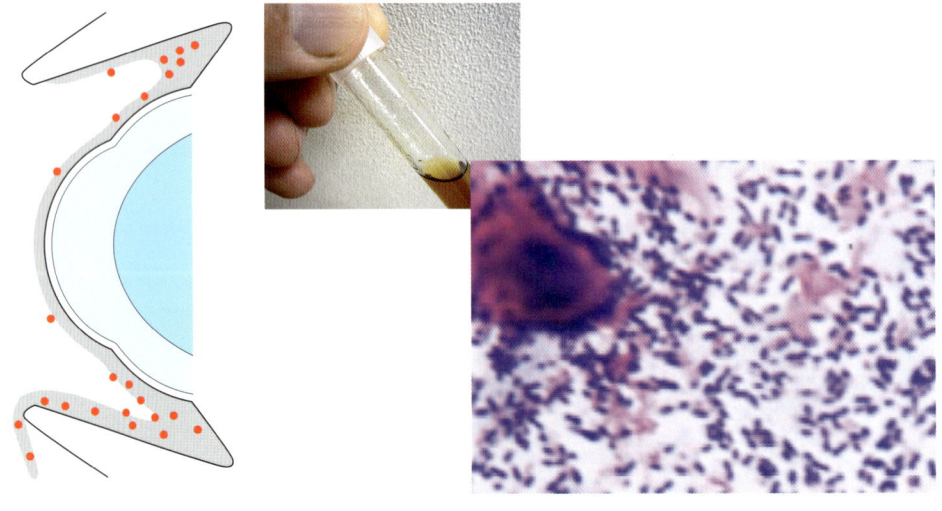

図7-9　涙液内流浪型の結膜炎

図7-10　液体培地に増殖した菌（浮遊）
図7-11　肺炎球菌　塗抹標本　グラム染色

- らの様は検鏡で結膜擦過塗抹標本の結膜上皮を観察すると，その表面にびっしり付着した（図7-8）淋菌を確認できる．
- 他方，ブドウ球菌，レンサ球菌，インフルエンザ菌などは上皮細胞に集簇した塗抹標本像はあまりみられず，結膜囊内分泌液中に流浪している感がある．*in vitro* では細菌が液体培地内で浮遊して増殖し液を混濁させている様子に似ている（図7-10）．検鏡上少なくとも明瞭な上皮細胞寄生は確認できない（図7-11）．
- そこでは，菌は瞬目に伴う涙液の flashing により眼外へと排出される分と結膜囊内液中で増殖して増える分とが平衡してバランスを取りながら炎症が続いていると考えられる．
- 上皮寄生性のものは比較的に超急性（hyperacute）であり，非寄生性のものは比較的急性・亜急性（acute・subacute）のものに多い．前者の好例が淋菌であり，後者の好例が肺炎球菌である．

4 インフルエンザ菌結膜炎（図7-12）

A 菌の基礎知識

- 眼科で馴染み深い細菌であるヘモフィルス属にはインフルエンザ菌（*Haemophilus influenzae*）とコッホ・ウィークス菌（*Haemophilus aegyptius*）の2つがある．この異同に議論はあるが，現在後者は前者の亜属と考えられている．
- ヘモフィルス属は，ヒトや動物の上気道の常在細菌で，一般自然界から検出されることはほとんどない．主に気道感染症，髄膜炎，菌血症などの起炎菌として臨床上極めて重要である．運動性，芽胞形成はない．分離培養では発育にX因子（ヘミン）とV因子（NAD）の片方か両方を要するため，普通寒天ではなくチョコレ

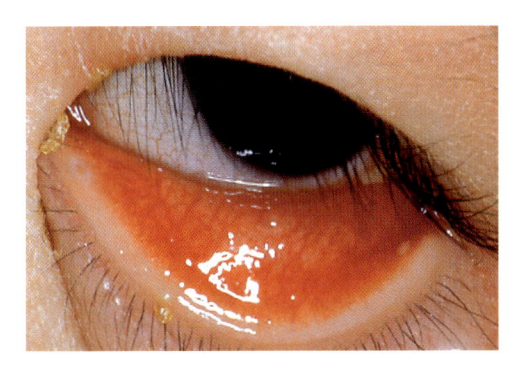

図7-12　インフルエンザ菌結膜炎　小児
粘液膿性眼脂を伴う．

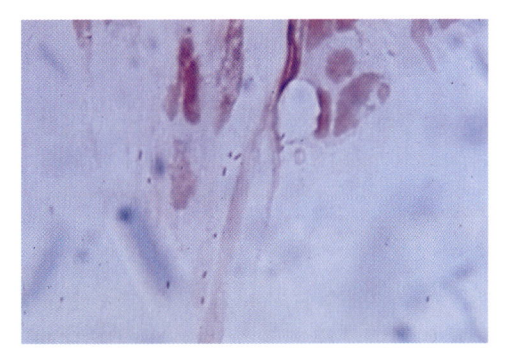

図7-13　インフルエンザ菌
グラム染色．菌は比較的小さく球・桿菌状 coccbacillavy である．染色性が悪く，検鏡で見つけにくい．

ート寒天培地が用いられる．

B 臨床像

- 本菌による結膜炎はほとんどが幼小児にみられる．冬季に多く，小児が感冒に罹患した際に両眼性に生じるケースが典型である．軽度の結膜充血と浮腫がみられる．
- 起床時，乾燥して黄色ワックス状に固まった中等量から多量の粘液膿性眼脂で開瞼困難となる．3～4日を極期として，自然経過では10日～2週で治癒する．上気道感染症状を伴うこともある．
- 小児では本菌の莢膜抗原に対する抗体産生能が低いため，本菌の感染は際だって小児に多い．眼脂の塗抹標本では，グラム陰性の小さい球桿菌状 (cocco-bacillary) の菌が認められる（図7-13）．菌サイズが小さく，グラム染色の対比染色不良なため，検鏡での検出が比較的困難な細菌である．

C 治療

- 治療ではキノロン薬が例外なく高度感受性を示すため，現在商品点眼としても種類豊富な本系統が第一選択である．
- 従来全身的にはアンピシリン (ABPC) が第一選択とされてきたが，近年十数パーセントの株にβラクタマーゼ産生がみられ，βラクタム系に耐性菌が出ている．また BLNAR (β-lactamase negative ampicillin resistant *Haemophilus*. spp) の動向にも留意が必要であろう．

5 肺炎球菌結膜炎

A 菌の基礎知識

- 肺炎球菌はグラム陽性ランセット型（菌体の一端が丸く，他端は尖っている）の双球菌である．本菌はヒトの口腔，上気道の常在菌である．α-溶血，莢膜膨化試験などによって同定される．莢膜多糖体抗原によって83種の莢膜型 (capsular type) に分けられる．鎧のような役目をする莢膜によって多核球による食菌から免れることが本菌の病原性の主因である．

B 臨床像（図7-14）

- 結膜充血，浮腫および中等度の粘液膿性眼脂がみられる．球結膜の充血は結膜下出血の小溢血斑が認められることがあり，ピンク色の鮮やかな充血を示し"ピンクアイ"（図7-14）とも呼ばれる．
- ヘモフィルス属に次ぐ低年齢層に多発するが，本菌は年齢がやや進んだ乳幼児か

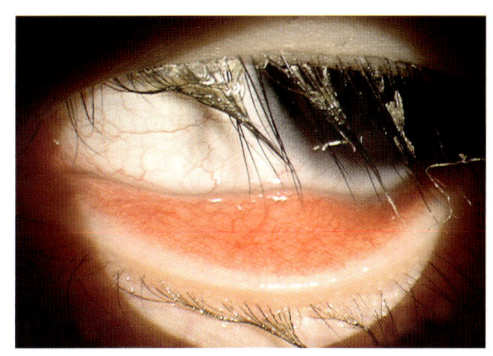

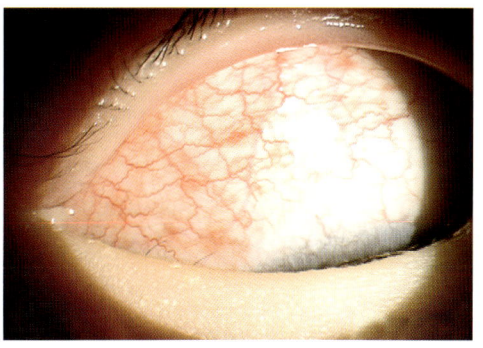

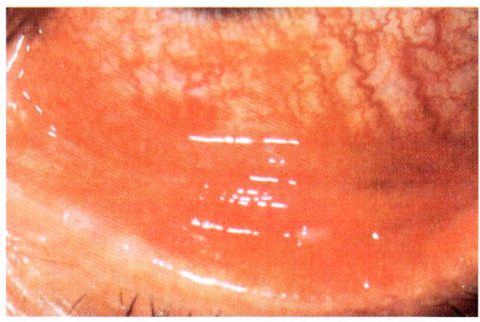

図7-14　肺炎球菌結膜炎
溢血斑

ら学童期に集中する．冬季に感冒の時期に流行することがある．確定診断は結膜擦過塗抹のグラム染色標本の検鏡と培養でなされる．特に，本菌はランセット型と称する両端が尖った形（2個の弾丸の底部を付き合わせた様）が特徴で，検鏡で菌種同定可能なため貴重で，かつ診断上重要な菌である（図7-11）．

C 治療

- 本来βラクタム系抗菌薬（ペニシリン系とセフェム系）が第一選択である．従来全般にアミノグリコシド系とキノロン系は耐性傾向を示していたが，最近の第4世代キノロン系抗菌薬は本菌にも十分の感受性をもっており，十分使用可能である．

6 黄色ブドウ球菌結膜炎

A 菌の基礎知識

- ブドウ球菌はミクロコッカス科のブドウ球菌属である．なかでも黄色ブドウ球菌が最も強い病原性を示し，皮膚化膿症，肺化膿症，膿胸，骨髄炎，結膜炎などの化膿症を起こすと同時に，毒素による中毒症を起こすのが特徴である．

- 黄色ブドウ球菌以外のブドウ球菌は病原性は低く，コアグラーゼ産生能により両者は区分されるので，一括してコアグラーゼ陰性ブドウ球菌（coagulase negative staphylococci；CNS）と呼ばれる．
- この菌群は通常は外眼部常在細菌の最大のグループであり，ほとんど病原性を示すことはない．Immunocompromised hostには稀に起こし得るが，常に起炎菌としての位置づけには塗抹検鏡を併施するなど慎重な判断が求められる．
- ブドウ球菌属はグラム染色標本の検鏡では3個以上のぶどう状に配列するとされるが，実際のケースでは対の双球菌状であるものもかなり多い．普通寒天培地に発育する．

B 臨床像（図7-15）

- 結膜炎の一般症状の充血，眼脂，異物感を示す．眼脂は粘液膿性である．急性ないし亜急性タイプは大半が小児例であるが，成人ではしばしば慢性の眼瞼結膜炎の形でみられる．新生児では急性化膿性結膜炎として発症する（新生児膿漏眼）．産道感染（垂直感染）と出生後（水平感染）の感染がある．
- 両眼性で，眼瞼腫脹と結膜充血，膿性分泌をきたす．淋菌性よりも軽症である．ときには偽膜性結膜炎も発症する．
- 成人，高齢者では，眼瞼に皮疹，丘疹，膿疱をみ，角膜下方3分の1にびまん性表層角膜炎を伴うことが多い（図7-16）．眼瞼に皮疹を伴う場合，単純ヘルペスとの鑑別が必要である．
- ヘルペスでは水疱にへこみ（斉窩）がある点が鑑別点である．本菌の場合，眼瞼縁に潰瘍性病変があることが多く，付着物を擦過すると出血する．鑑別対象の脂漏性眼瞼炎では潰瘍がないため出血しない．

C 治療

- 通常の感受性菌ではペニシリン系，セフェム系，アミノグリコシド系，ニューキ

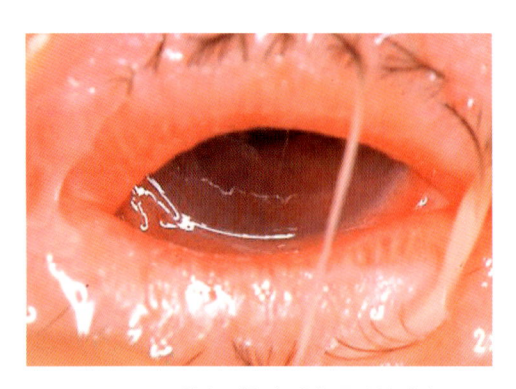

図7-15　黄色ブドウ球菌眼瞼結膜炎

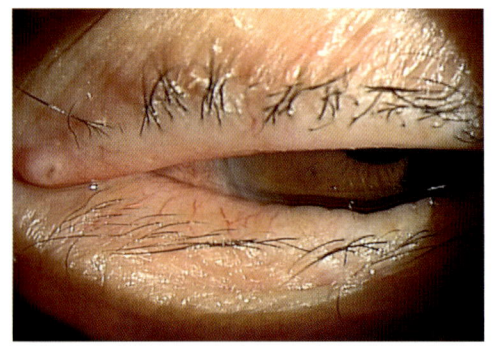

図7-16　黄色ブドウ球菌眼瞼結膜炎

ノロン系抗菌薬点眼液を1日3〜4回用いる．眼瞼縁炎が合併すれば軟膏を用いる．
- 耐性菌のMRSA，MRCNSにはクロラムフェニコール点眼液，バンコマイシン眼軟膏（1％）を用いる．もしくはアルベカシンの0.5〜5.0％自家調整点眼液やミノサイクリンの自家調整眼軟膏を用いる．

7 淋菌結膜炎（膿漏眼）

A 菌の基礎知識

- 淋菌はグラム陰性の双球菌（腎臓型）である．凹んだ部分どうしが向き合っている形状である（図7-8）．通常多くは泌尿生殖器分泌物の多核白血球の内・外に存在する．
- 髄膜炎菌と同様死滅しやすく，臨床現場からの分離は困難である．その分，結膜擦過塗抹検査が重要な細菌でもある．5〜10％炭酸ガス培養（またはローソク培養）で発育する．血清型は公式にはなく，髄膜炎菌と共通抗原をもつとされる．
- 本菌の病理の大きな特徴は，正常な上皮細胞に寄生し，上皮層を破壊して侵入できる病原性メカニズムをもっていることである（図7-17）．

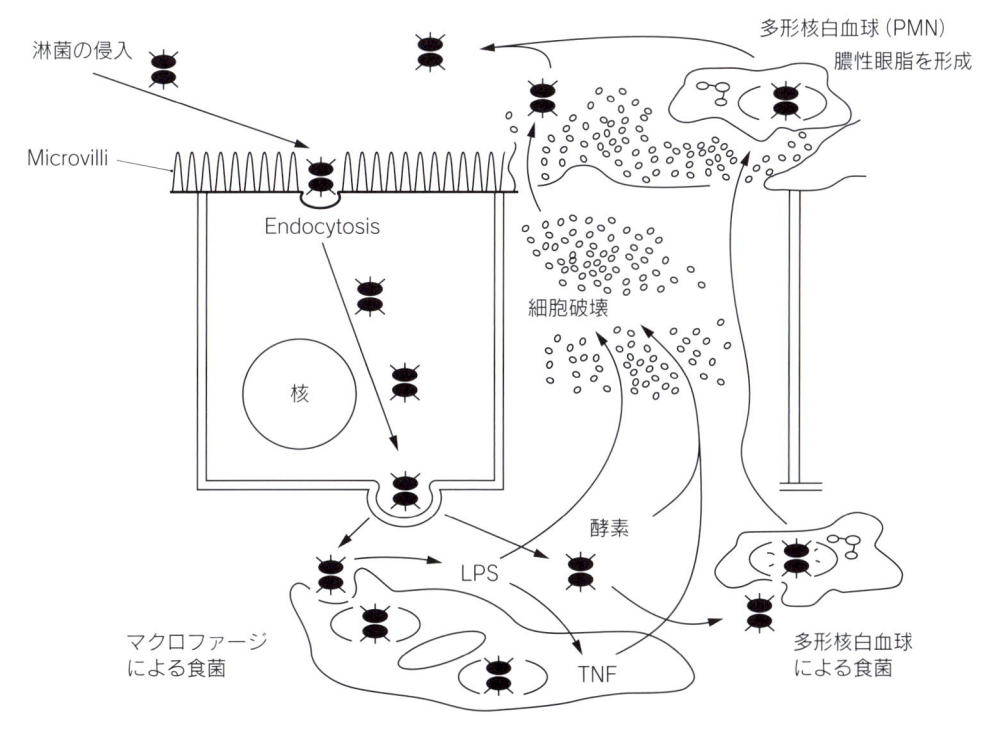

図7-17　淋菌の正常上皮侵入機構

B 臨床像

- 化膿度の強い結膜炎の代表で，その眼脂は膿性クリーム状と形容される．極度の結膜充血，浮腫を呈する（図7-18）．性行為感染症（STD）の一つである．
- 高齢者ほど重篤になりやすく，穿孔を起こすような角膜潰瘍を合併することがあるので（図7-19），最も注意すべき結膜炎であり，初期対応を誤れば"失明し得る唯一の結膜炎である"．図7-20は本症としては稀な小児例である．
- 成人淋菌結膜炎は半日〜3日の潜伏期間で発症する．
- 新生児淋菌性結膜炎は産道感染（垂直感染）により，生後1〜3日で発症する（図5-2）．ほとんど両眼性である．結膜充血，浮腫，眼瞼の発赤，腫脹が強く，眼脂分泌物ははじめ水様からやがて膿性となる．
- 特徴的な膿漏眼の所見と，眼脂の塗抹標本のグラム染色で，多核白血球内や結膜

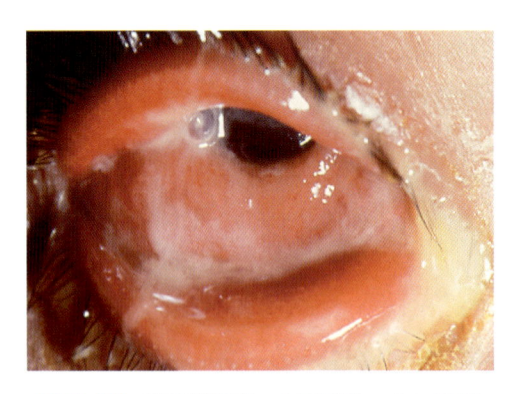

図7-18　淋菌結膜炎　水平感染　成人STD

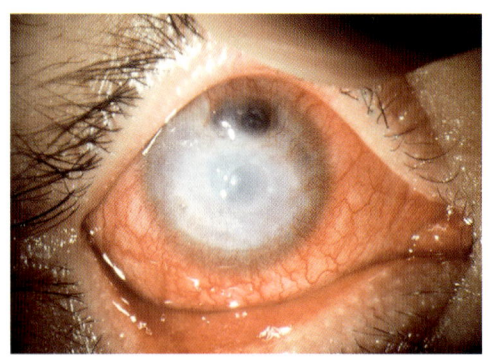

図7-19　淋菌の角膜穿孔

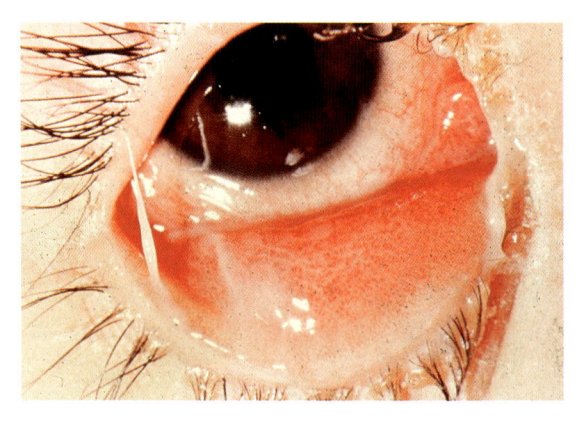

図7-20　淋菌結膜炎
小児例　（田中直彦先生原図）

上皮細胞表面に多数のグラム陰性双球菌をみること（上皮寄生：epithelial parasitism）でなされる．

C 治療

- ペニシリン系抗菌薬が第一選択薬である．
- 近年，ペニシリンG耐性淋菌が増加している点が要注意である．セフェム系，マクロライド系も有効であるが，キノロン系抗菌薬はその80％が耐性であり，使用できない．現状はセフェム系の抗菌薬であるセフトリアキソン（CTRX）が最小発育阻止濃度（MIC）が最も低く強力であり，本剤を0.5％に希釈調整したものを点眼する．
- 投与ルートとしては頻回点眼および全身投与を組合せる．全身投与としてはCTRX 1g筋注1回を行う．結膜は角膜と異なり，血管が豊富であるため重症例では血行投与も検討すべき投与法である．新生児では出産時に抗菌薬の予防点眼を行う場合がある．
- 化学療法薬のなかった往時は新生児に対してCrede点眼（1％硝酸銀）が行われていた．

8 髄膜炎菌結膜炎

A 菌の基礎知識

- 髄膜炎菌（*Neisseria meningitidis*）は淋菌に似たグラム陰性双球菌である．

B 臨床像（図7-21）

- 本菌による結膜炎は膿漏眼で，偽膜性，稀にカタル性のこともある．小児に散発する結膜炎である．角膜潰瘍も併発するが，穿孔することは稀である．治療を失すると髄膜炎を併発することがある．

C 治療

- 淋菌と同様である．わが国では昨今ほとんど発症がない．

9 その他の菌

A コッホ・ウィークス菌結膜炎

- 結膜炎を起こす*Haemophilus*属には，往時，細菌性結膜炎の主要なものであっ

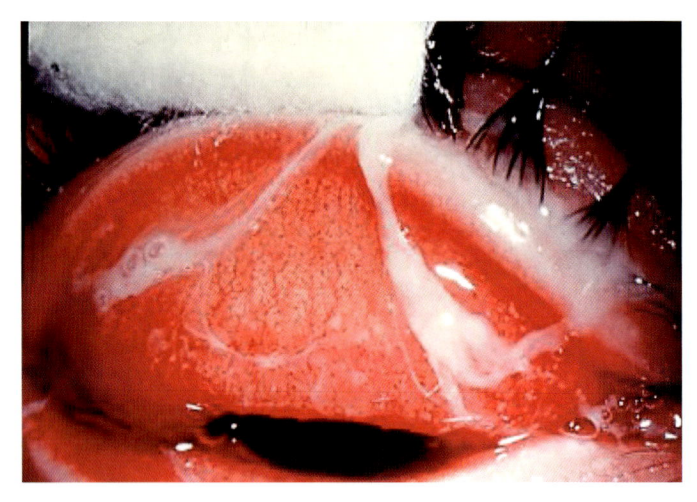

図7-21　髄膜炎菌結膜炎
サンフランシスコ小児例
(田中直彦先生原図)

たコッホ・ウィークス菌（*H. aegyptius*）と，今日通常にみられるインフルエンザ菌（*H. influenzae*）とがある．ともにグラム陰性桿菌だが，擦過標本では両者は明らかに異なった形態をしている．前者はまっすぐ細長い小桿菌であり，後者は小さい球桿菌状である．

- 培養塗抹では両形態が混在し生物学的性状以外は厳密な鑑別は困難なため，一括して *Haemophilus* 属の結膜炎として扱われてきた．しかし，現在コッホ・ウィークス菌はインフルエンザ菌の亜種とされている．普通寒天平板上では発育せず，チョコレート寒天培地が用いられる．

B モラックス・アクセンフェルド桿菌結膜炎（眼角眼瞼結膜炎）

- *Moraxella*. spp による結膜炎は眼瞼炎と合併することが多い．*M. lacunata* がモラックス・アクセンフェルド桿菌（*Morax-Axenfeld diplobacillus*）と呼ばれていた．
- 非化膿菌であり，蛋白分解酵素によって眼角部皮膚にびらんを生じるため，眼角眼瞼結膜炎（angular blepharocojunctivitis）の起炎菌として有名である．臨床像は亜急性で眼角部の眼瞼皮膚が三角形に"びらん"となり，乳白色分泌物が付着する．
- 診断は擦過物の塗抹標本でグラム陰性の大きな双桿菌が参考になる．菌は2個対をなし，菌の断端は四角か円形をなして形が揃っているのが特徴的である．塗抹標本で最も診断しやすい菌の一つである．
- 治療は多くの抗菌点眼薬に感受性であるため容易である．ビタミン B_6 の内服も有用である．

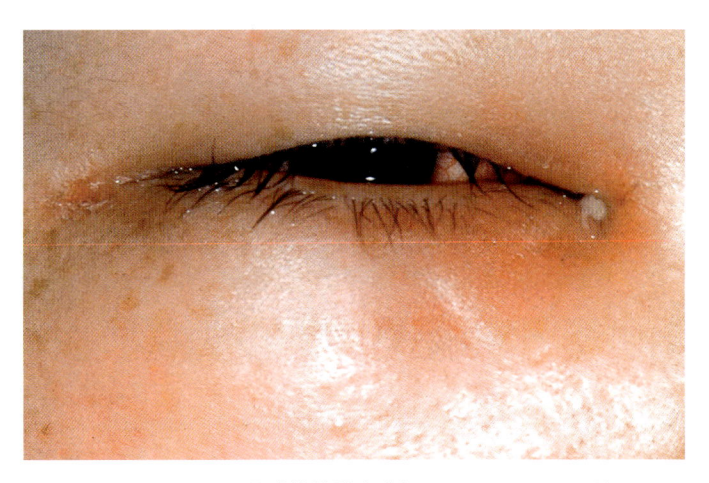

図7-22　レンサ球菌結膜炎（β-streptococcus A）

C レンサ球菌結膜炎（Streptococcal conjunctivitis）

- 眼から分離される頻度が高いレンサ球菌はα溶血性レンサ球菌（*viridans streptococcus*）である．弱毒だがimmunocompromised hostでは結膜炎の起因菌となり得る（日和見感染菌）．
- *Streptococcus pyogenes*（A群β溶連菌：group A-β-*Streptococcus*）は病原性が強く，偽膜性結膜炎を起こすことがある（図7-22）．
- 臨床像はカタル性，膿漏性，偽膜性などの症状を現す．乳幼児の流行性角結膜炎に*Streptococcus pyogenes*の混合感染を起こし重篤化することがある．
- 診断は結膜擦過標本でグラム陽性球菌がみられる．通常は菌1個，対，短い連鎖などさまざまである．
- 治療はβラクタム系抗菌薬（ペニシリン系とセフェム系）が第一選択である．アミノグリコシド系は耐性である．本来キノロン系も耐性だが，最近の第4世代は感受性が良好である．

D コリネバクテリウム結膜炎（図7-23, 24）

- ジフテリア以外のコリネバクテリウム属は一般に常在細菌として普通に外眼部に存在し，ほとんど病原性を発揮することはない．しかし稀であるが，Immunocompromised hostに化膿度の強い重症な結膜炎を起こし得る．特に本菌は最近の本邦では全般にキノロン系抗菌薬に対して耐性が強く難治性である．セフェム系とアミノ配糖体系が有効である．

E ジフテリア結膜炎（diphtheritic conjunctivitis）

- 原因はグラム陽性桿菌のジフテリア菌（*Corynebacterium diphtheriae*）である．

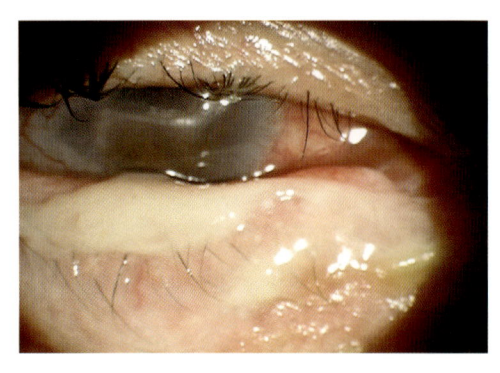

図7-23　コリネバクテリウム眼瞼結膜炎
ゲンタマイシン点眼薬で改善

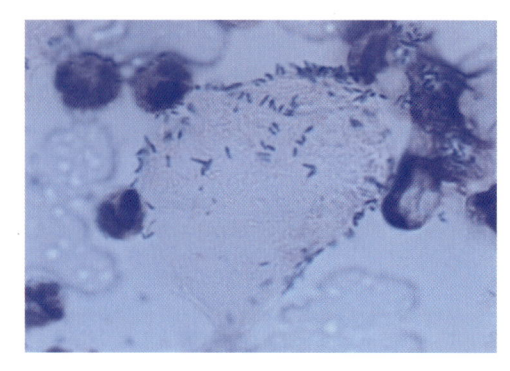

図7-24　図7-23の擦過塗抹標本　グラム染色

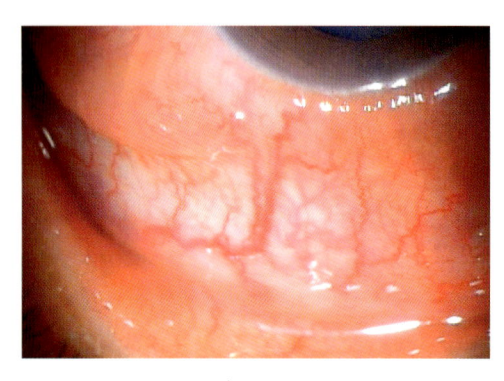

図7-25　ブランハメラ結膜炎

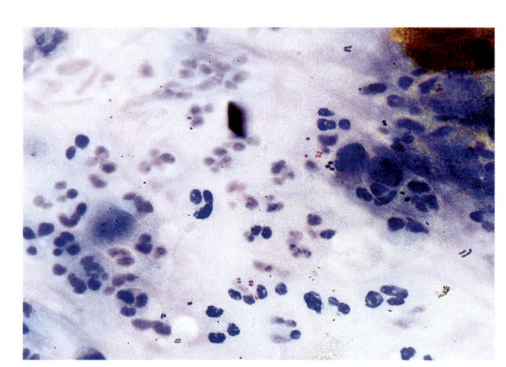

図7-26　図7-25の結膜擦過塗抹標本
ゲンタマイシン点眼薬で改善

近年，本症の報告をみないが，特徴的症状によって，有名な結膜炎である．症状は強度のカタル性または偽膜性または膜性結膜炎である．

F ブランハメラ結膜炎

- 菌形が淋菌と似ているが，症状は淋菌性ほど重症ではなく粘液膿性眼脂を伴うカタル性結膜炎である（図7-25）．原因は *Moraxella*(*Branhamella*) *catarrhalis* である．かつて *neisseria* 属に分類されていた．形態的に淋菌と類似するため鑑別が問題となる（図7-26）．この菌は呼吸器および女性生殖器に常在するが，ときに病原性を現す．症状は特記することはない．

VIII ウイルス性結膜炎

はじめに

ウイルス性結膜炎はその第一の特徴として、ほとんどが結膜濾胞を生じることである。経過は急性と慢性がある。臨床的には「はやり目」を包含していることが、この疾患群の最大の特徴である。ここでは、急性結膜炎としてアデノウイルスを中心に述べ、また慢性結膜炎として伝染性軟属腫ウイルス、そしてその他、水痘帯状疱疹ウイルスなどについて触れる。

1 急性濾胞性結膜炎

A 流行性角結膜炎 epidemic keratoconjunctivitis(EKC)

- 本症はアデノウイルスによる急性結膜炎である。感染症法の五類感染症に指定されている。従来、主にアデノウイルス8型によるとされてきたが、ほかにも19型、37型などが有名である。なお、最近は従来と異なるウイルス型の新知見が出されている。
- アデノウイルスは伝染力が強く、俗称「はやり目」と呼ばれる疾患群の代表で、しばしば保育園、学校、職場などで流行する。
- 潜伏期は5日〜2週間である。臨床上の第一の特徴は急性で濾胞性の結膜炎であ

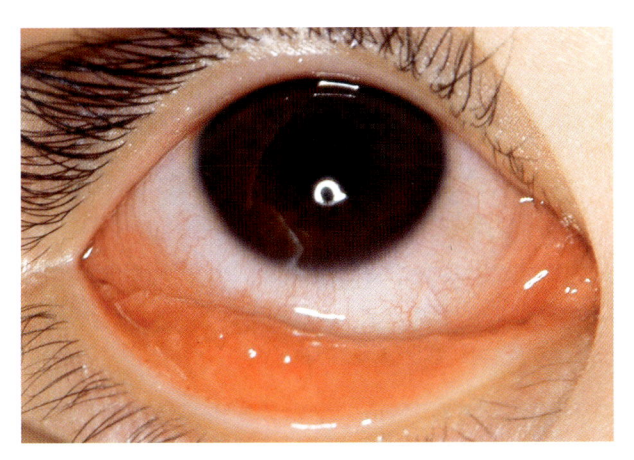

図8-1 流行性角結膜炎
濾胞と水様性眼脂（流涙）が特徴的である

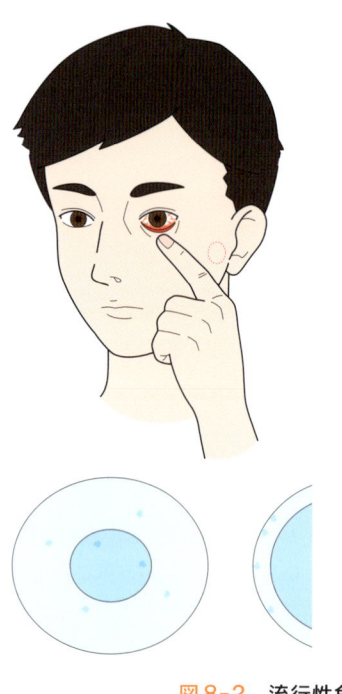

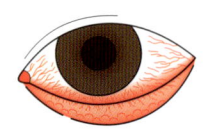

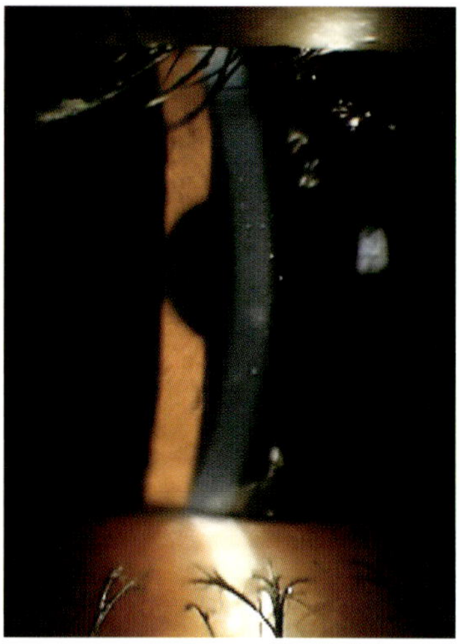

図8-3 EKC後の点状表層角膜炎

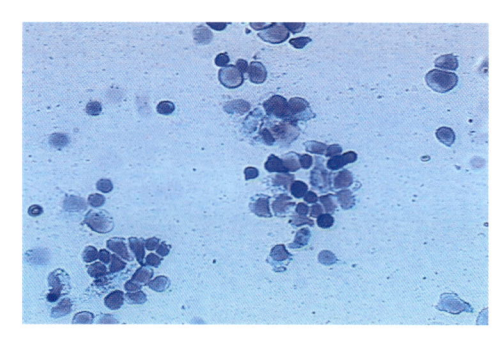

結膜濾胞形成
結膜充血
流涙
耳前リンパ節腫脹圧痛
点状表層角膜炎

図8-2 流行性角結膜炎

図8-4 図8-1の結膜擦過塗抹標本（ディフ・クイック®染色）
単核球が多数みられる

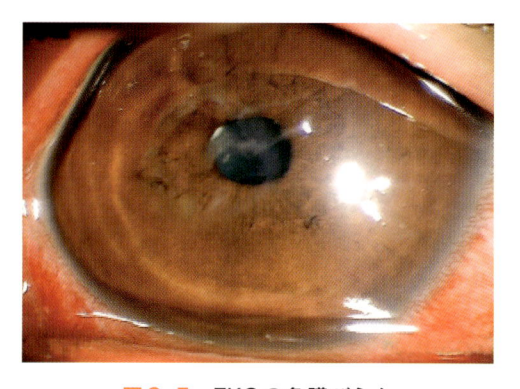

図8-5 EKCの角膜びらん
しばしば角膜上皮バリアが破たんする

る．眼脂は主に水様性で流涙を伴うことが特徴的で，結膜は高度の充血を示す（図8-1）．また，ウイルス性であるため，ほとんどの症例で耳前リンパ節腫脹，圧痛を伴う（図8-2）．結膜炎症は約数週間持続する．発病約1週間後から角膜に上皮下点状混濁が認められるようになり，点状表層角膜炎（SPK：superficial punctate keratitis）と呼ばれる（図8-3）．この角膜混濁は数年以上に及ぶものがある．

- 検査としては，結膜擦過物の検鏡で単核球が多く認められる（図8-4）．ウイルス分離，急性期と回復期のペア血清の中和抗体価の上昇が確定診断に役立つ．さらに最近では，アデノウイルス抗原検出用試薬が利用できる．また polymerase

chain reaction (PCR) を用いればウイルス DNA の鋭敏な検出が可能となる.
- 治療上, 本ウイルスに対して有効な特異的抗ウイルス薬はない. しかし, ウイルス感染により上皮が損傷してびらんを生じ (図 8-5), バリア機能が低下するため, 細菌による混合感染防止目的で抗菌薬の点眼を行う. 特に角膜診察の困難な乳幼児以下の小児では溶連菌による角膜混合感染に注意を要する. 点状表層角膜炎にはステロイド薬点眼が奏効する. 感染予防では手洗いの励行が第1で, また, ヨード剤やオゾン水による手指消毒も有効である. 器具消毒には70%アルコールや次亜塩素酸ナトリウムなどでの清拭, 可能なものは煮沸が一番確実である.

B 咽頭結膜熱 pharyngoconjunctival fever (PCF)

- 小児の夏風邪に伴う結膜炎で, 別名プール熱という. 多くは夏期にプールで感染する. 臨床病型は急性濾胞性結膜炎で (図 8-6), 主にアデノウイルス 3, 4, 7 型などの感染による. 眼症状は基本的に流行性角結膜炎と同様である. 結膜炎, 咽頭痛, 発熱を 3 主徴とする. 診断と治療は流行性角結膜炎に準じる.

C 急性出血性結膜炎 acute hemorrhagic conjunctivitis (AHC)

- 本症はきわめて急性の濾胞性結膜炎である. エンテロウイルス 70 型が主原因であるが, コクサッキー A24 型ウイルスも原因となる. 潜伏期は約 1 日と特徴的に短く, 急激に発症し, 病期もほかのはやり目に比べて短く約 1 週間で自然治癒する.
- 疾患名からもわかるとおり結膜下出血が際立つ特徴で, 約 70% の症例にみられる (図 8-7). 異物感や眼痛を訴えることがほかの結膜炎との大きな違いで, 鑑別診断上重要なポイントである.

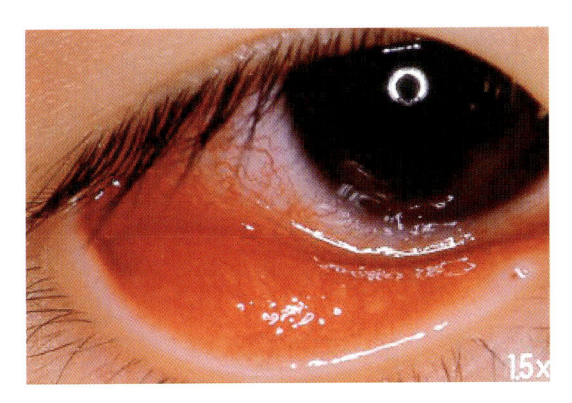

図 8-6 咽頭結膜熱 (プール熱)

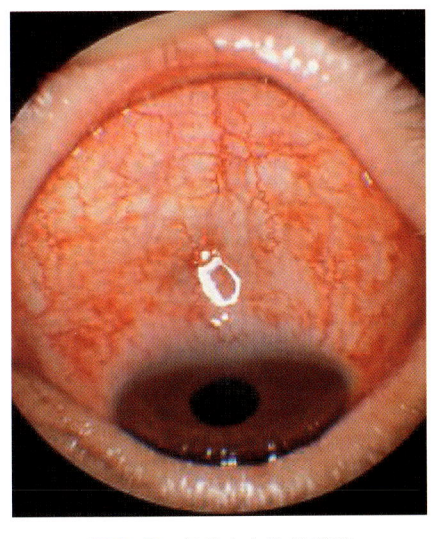

図 8-7 急性出血性結膜炎

- 結膜充血，浮腫，流涙を認める．耳前リンパ節腫脹もみられる．両眼性になることが多い．ときに，四肢麻痺を合併することがある．診断は結膜擦過物中の単核球の優位，またペア血清で中和抗体価の有意の上昇による．治療はアデノウイルス同様特異的なものはなく，アデノウイルス結膜炎に準じる．

D 単純ヘルペスウイルス結膜炎

　本結膜炎は急性濾胞性結膜炎であり，単純ヘルペスウイルス（herpes simplex virus；HSV）1型か2型の感染による．多くは1型によるが，稀に2型（HSV2）による例もある．耳前リンパ節腫脹がみられる．初感染は大部分が不顕性感染であるが，初感染において眼をおかす場合がある（図8-8）．再発例もみられる．2型の多くは産道感染か性行為感染である．大部分の症例は眼瞼皮膚に臍窩を伴う水疱（図8-9）を伴うが，皮膚病変を欠く場合はアデノウイルス結膜炎との鑑別が重要になる．結膜充血は中等度で，濾胞を伴う．しばしば，点状表層角膜炎や樹枝状角膜炎を生じ，角膜知覚が低下する．なお，本症がアトピーに合併した重症型をカポジ水痘様発疹という（図8-10）．

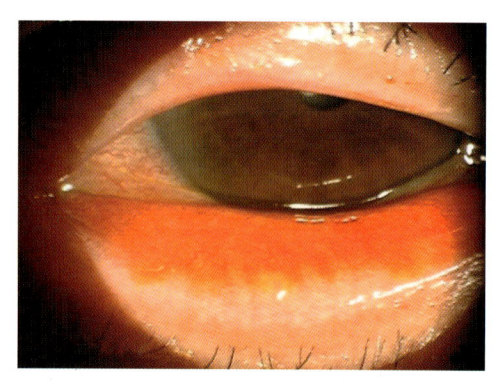

図8-8　単純ヘルペス眼瞼結膜炎
初感染

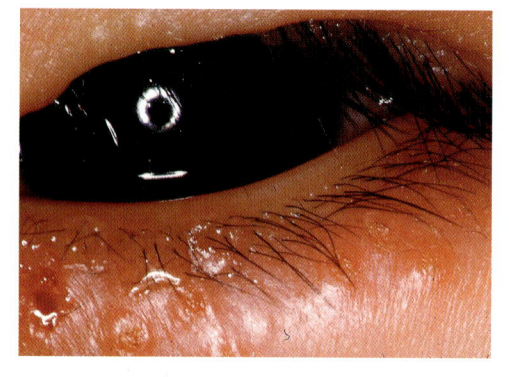

図8-9　単純ヘルペス眼瞼結膜炎
初感染

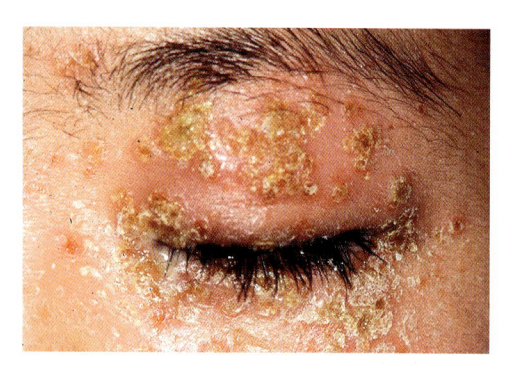

図8-10　カポジ水痘様発疹
単純ヘルペス初感染

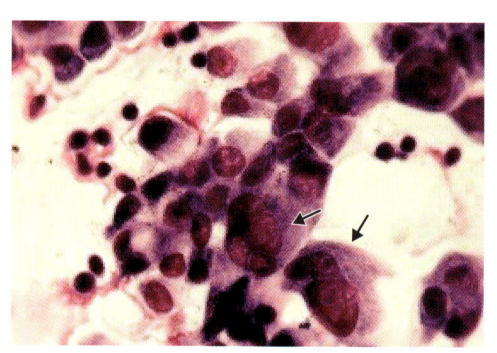

図8-11　単核球と多核巨細胞
単純ヘルペス結膜炎擦過標本（Giemsa染色）
矢印は多核巨細胞

- 検査では結膜擦過物の塗抹標本にて単核球が優位にみられるが，アデノウイルス感染に比べて多形核白血球も多少みられる点が異なる．また多核巨細胞（multinuclear giant cell）（図8-11）がヘルペス属ウイルスの病態の特徴であり，ほかのウイルスとの鑑別上有用な所見である．ウイルス分離やペア血清での中和抗体価測定で確定診断される．最近はPCRがよく用いられている．
- 治療では各種抗ヘルペス薬が利用できる．旧来はイドクスウリジン（idoxuridine；IDU）点眼を用いたが，今日ではもっぱらアシクロビル（aciclovir，ゾビラックス®）の眼軟膏が第一選択であり，全身投与も可能である．このほかに全身投与可能な抗ヘルペス薬としてはビダラビン（vidarabine，アラセナA®），ガンシクロビル（ganciclovir，デノシン®）がある．ステロイド薬は結膜炎のみでは通常不要であり，副作用からその使用は控えることが多い．

E ニューカッスル病結膜炎

- 本症は稀なものであるが，ニューカッスル病ウイルス（Newcastle disease virus）による急性濾胞性結膜炎である．本ウイルスは鳥類に病気を起こすウイルスであるため，鳥を扱う職種の人などの限局された社会で流行する場合がある．
- 臨床所見はほかのウイルスによる急性濾胞性結膜炎とほぼ同様で，治療も特異的なものはなく，自然治癒（self-limited）する．

2 慢性濾胞性結膜炎

A 伝染性軟属腫ウイルス結膜炎

- 本症は伝染性軟属腫ウイルス（Molluscum contagiosum virus）による，慢性の濾胞性結膜炎である．眼瞼皮膚に特徴的な非炎症性の腫瘤を生じる．これは中央にくぼんだ臍窩（umbilicated center）をもち，丸い白色真珠様の外見である．結膜には濾胞がみられ，角膜上方にも炎症とパンヌスを生じ，トラコーマ類似所見を呈することがある．
- 検査所見としては単核球優位で，腫瘤の生検ではエオジン好性の封入体（eosinophilic cytoplasmic inclusion）がみられることがある．
- 治療は単純切除や冷凍凝固による．

3 その他ウイルスによる結膜炎

A 水痘・帯状疱疹ウイルス結膜炎

- 水痘・帯状疱疹ウイルス(varicella-zoster virus)の初感染が水痘(図8-12)であり，再発が帯状疱疹である．それぞれ結膜炎を起こし得る．水痘では両眼性か片眼性の軽度のカタル性結膜炎を生じる(図8-13)．帯状疱疹では特徴的な三叉神経第一枝領域に沿った皮疹(図8-14)に加えて，片眼性に乳頭，濾胞，偽膜，水疱などの所見を示す．耳前リンパ節圧痛腫脹は軽い．輪部結膜にときにフリクテン様の所見がみられ，隣接した角膜には浸潤とパンヌスができることがある．

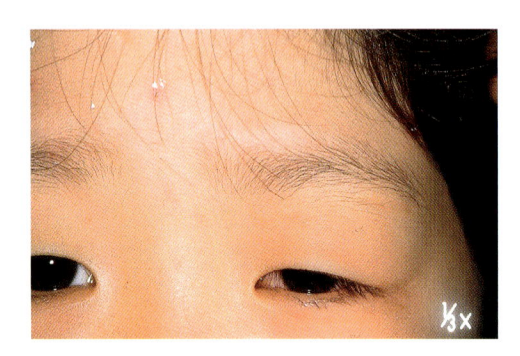

図8-12 水痘

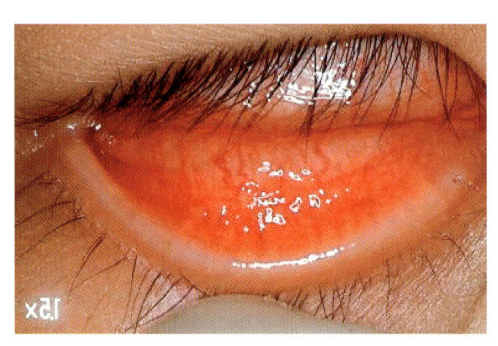

図8-13 水痘性結膜炎

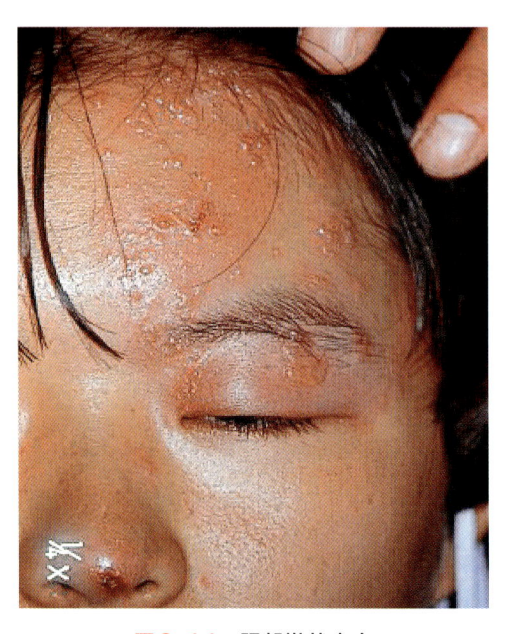

図8-14 眼部帯状疱疹
鼻尖・鼻背に皮疹があると高率に眼合併症が出る(ハッチンソンの法則)

- 検査では結膜擦過物の塗抹標本において多核巨細胞や単核球がみられる．多核巨細胞は単純ヘルペスと同様に観察される所見で細胞変性効果（cytopathic effect；CPE）により生じるウイルス感染特有の現象である．
- 治療では単純ヘルペスウイルスに準じるが，残念ながら単純ヘルペスに比べてアシクロビルは効きにくい．

B 麻疹ウイルス結膜炎

- 麻疹は麻疹ウイルス（Measles virus）による赤い発疹を特徴とする小児の急性感染症である．本ウイルスは感染すると95％発病する．潜伏期は9～11日，発病2～4日のカタル期には発熱をはじめとする全身症状，結膜充血，粘液膿性眼脂，粘膜のKoplik'spotsなどを伴う．上皮性角膜炎も合併することがある．結膜擦過標本では単核球，多核巨細胞がみられる．
- 治療は特異的なものはなく，自然治癒を待つが，細菌の二次感染に留意する．

IX クラミジア結膜炎

はじめに

　クラミジア結膜炎の臨床病型にはトラコーマ (trachoma) および封入体性結膜炎 (inclusion conjunctivitis) の2つがある．ともにクラミジア・トラコマチス (*Chlamydia trachomatis*) による急性および慢性の濾胞性結膜炎である．これらはアデノウイルス結膜炎との鑑別を要する急性濾胞性結膜炎の大きな疾患群である．トラコーマは往時，世界的に主要な失明原因であり，恐怖の眼感染症であった．今は地球規模でも激減しており，今日特にわが国でみられるものは封入体結膜炎のみである．クラミジア急性感染として両疾患の世代を比べると，大別してトラコーマは小児の眼病，封入体結膜炎は成人の眼病である．つまりトラコーマはハエなどを vectors として低免疫能の小児に蔓延しやすく，封入体結膜炎は性行為感染症 (STD) として大半が成人に生じる．子宮頸管にクラミジアをもつ女性からの垂直感染では新生児眼炎を生じる．したがって，クラミジア結膜炎の臨床病型は成人封入体結膜炎，新生児封入体結膜炎およびトラコーマに分類できる．

1 封入体性結膜炎

A 病原体の基礎知識

- トラコーマ，封入体性結膜炎はともにクラミジア・トラコマチス (*Chlamydia trachomatis*) による．両者の原因クラミジアを血清型で分類するとトラコーマはA～C (A, B, Ba, C)，封入体結膜炎はD～Kであるとされている．クラミジアは二分裂で増殖し，抗菌薬が有効であることなどの性質があり，あくまでも広義の細菌に分類されている．生殖サイクルは細胞外で基本小体，細胞内で網様体の2つの時期がある．
- 偏性細胞内寄生性でリボゾームをもち蛋白合成できるが，エネルギー産生系がなく，宿主細胞内でしか増殖できない．基本小体は直径0.3～0.4ミクロンの球形で感染力がある．網様体は直径0.5～2.0ミクロンの多形体で細胞内において二分裂 (binary fission) で増殖する．網様体は再び基本小体に姿を変えて細胞外に出ては感染していく．封入体 (図9-1) は核に隣接した細胞内空胞内に基本小体が充満した姿である．

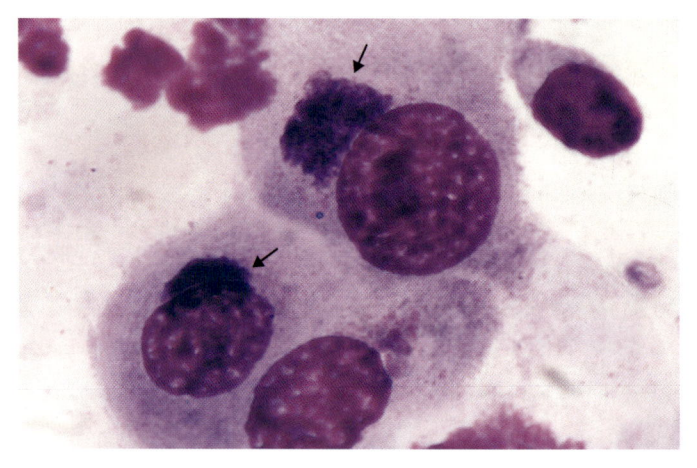

図 9-1 　封入体（inclusion body）

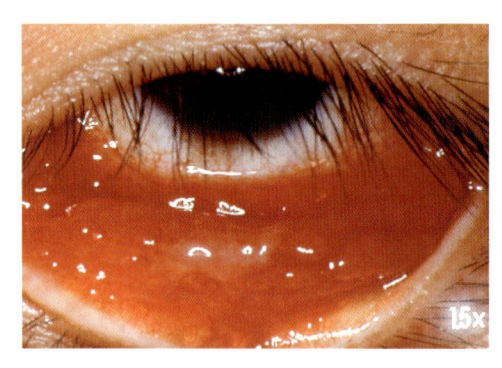

図 9-2 　封入体結膜炎
個々の濾胞が区別できる EKC と異なり各濾胞が連峰状に連らなるのが特徴である．成熟した濾胞は自潰し易い．

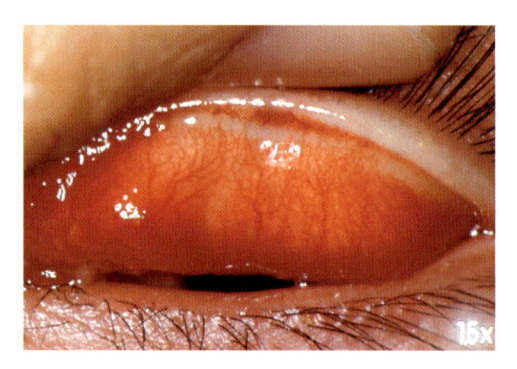

図 9-3 　封入体結膜炎

B 臨床像

（1）成人封入体結膜炎（図 9-2, 3）

- 最近の性行為感染症の一つとして注目されている．男性では尿道炎，女性では子宮頸管炎などから伝染する．したがって性活動の盛んな年齢層に多い．
- 結膜炎は急性濾胞性結膜炎で，粘液膿性眼脂，眼瞼腫脹，充血などの症状で発病する．通常は両眼性である．小児と違い偽膜形成はなく，瘢痕は生じない．耳前リンパ節腫脹を伴う．濾胞，乳頭は特に下眼瞼結膜に多くみられる．

（2）新生児封入体結膜炎（図 9-4）

- 新生児例は，クラミジア子宮頸管炎をもつ母親からの産道感染によって起こる．通常は両眼性である．生後 5～12 日頃に，粘液膿性眼脂，眼瞼腫脹，充血などの症状で発症する．成人と異なり，免疫能が未熟なため濾胞は存在しない．

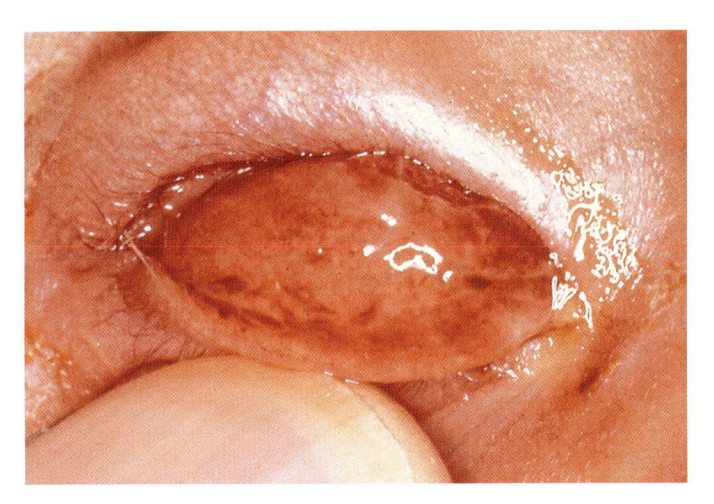

図9-4　新生児封入体結膜炎
新生児では濾胞はみられない．
（中川　尚先生原図）

- 瞼結膜は乳頭増殖が強くビロード状となり，しばしば偽膜を形成する（偽膜性結膜炎）ため，瘢痕を残すことがある．濾胞形成がないのは新生児では結膜下の腺様組織が未発達なためである．しかし生後2カ月を過ぎると濾胞がみられるようになる．特に新生児では咽頭炎（pharyngitis），中耳炎（otitis media），肺炎（neumonitis）を併発することが多いため，全身検査も念頭に置くべきである．

C 診断

- 結膜擦過物のギムザ染色かディフ・クイック染色®の塗抹標本にて上皮細胞内に細胞質内封入体（inclusion body）（図9-1, 5）を証明すれば確定である．観察される炎症細胞は多形核白血球（PMN）が断然優位で，その他単核球もみられる（図9-6）．なお，クラミジア感染に特徴的なのは車軸状のプラズマ細胞（plasma cell）が多く出現する点である（図9-7）．
- 一般に原因を問わず，結膜炎の発症時にはプラズマ細胞は結膜上皮下に出現するが，通常の炎症では結膜上皮を通過して涙液中には出ない．しかし，クラミジアでは成熟濾胞が自壊しやすい特異な性質のため，普段は結膜嚢内には出現しない結膜固有層のプラズマ細胞が壊死上皮を突き破り結膜嚢に出現する．またその他にも通常の擦過塗抹標本ではみられない，リンパ濾胞内の特徴的な細胞が観察されるようになる．
- 多量のdebriを貪食して膨れ上がったマクロファージLeber cells（図9-8）もクラミジアに特徴的な多彩な所見の一つである．こう考えると，クラミジア結膜炎の擦過塗抹標本は結膜内濾胞の中身をほぼすべてみることができるわけで，結膜炎症細胞のデパートともいえる．結膜感染病態理解のための絶好のモデルである．

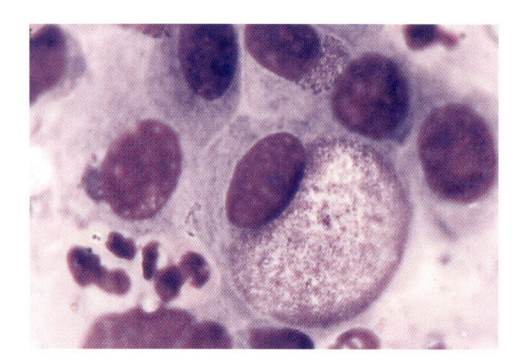

図9-5　封入体

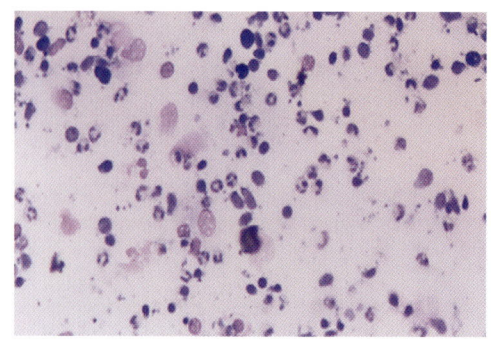

図9-6　封入体結膜炎
多核白血球が優位

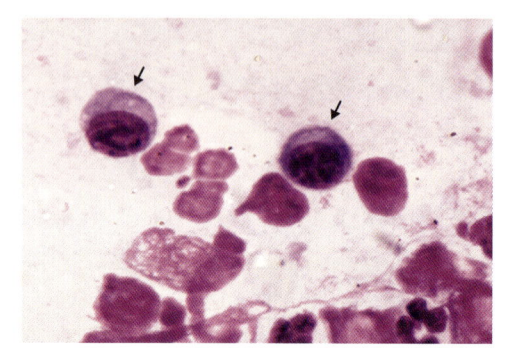

図9-7　プラズマ細胞（plasma cell）

図9-8　Leber cell

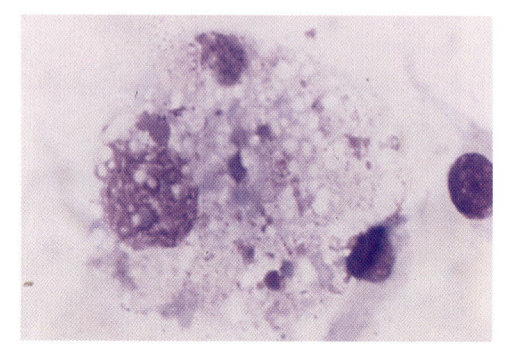

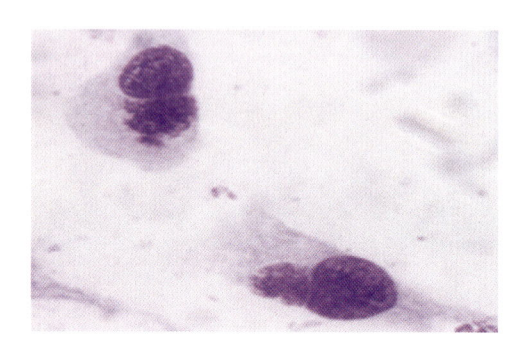

図9-9　核破裂（nuclear extrusion）

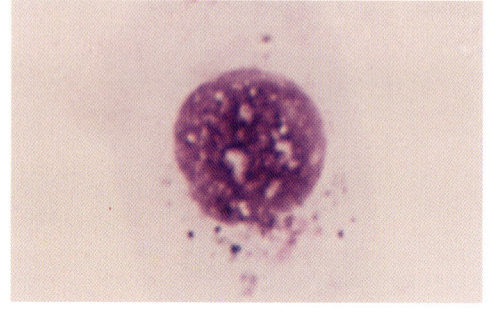

図9-10　ニセ封入体（pigments）

- 塗抹所見が多彩な分，誤診し易い所見も少なくない．例として図9-9は上皮細胞の核破裂であり，封入体ではない．塗抹する際スパーテルで圧迫して核内容が脱出したもので，初心者は封入体と誤診しやすい．これを鑑別するポイントは核と封入体の色調がまったく同じ点である．通常封入体と核は色が異なる．図9-10は封入体の基本小体と間違えやすいがpigmentsである．
- 上記の直接検鏡以外では，免疫学的検査として蛍光抗体法，ELISA（enzyme-linked immunosorbent assay），およびPCRが診断に用いられる．血清診断は結

膜炎だけの症例ではあまり有用ではないが，肺炎など全身感染を合併する場合のIgM上昇は有用である．

D 治療

- テトラサイクリン系，マクロライド系，ニューキノロン系の抗菌薬が有効である．結膜炎に対しては，眼軟膏1日5回8週間投与する．点眼の場合は1時間ごとの頻回点眼から開始する．抗菌薬は封入体の網様体が増殖分裂するときにのみ作用し，基本小体の時期には作用しない．つまりクラミジアの増殖サイクルは独特であり，1サイクルが2～3日間を有するため2週間以上の治療期間を要する．したがって不充分な投薬期間では再燃する．
- 泌尿生殖器感染，上咽頭炎，肺炎など全身疾患を合併している場合は，上記抗菌薬の全身投与を1～2週間行う．成人の場合にはSTDであるため，当然パートナーの治療も大切である．

2 トラコーマ

- トラコーマは人類のあらゆる既知の病気の中で最も古代から知られているものの一つである．すでに紀元前27世紀に睫毛乱生の原因として知られ，それが原因で生じる角膜瘢痕が原因で古来莫大な数の人類が失明の憂き目にあってきた．
- 本症は現在でもアフリカ，アジア，中東，ラテンアメリカ地域などで重症ではないが風土病として存在している．日本ではほとんどないが，そもそも往時の学校検診がほぼトラコーマ検診であったほど，国民が恐れてきたものである．この歴史的なトラコーマに対し若干の敬意と知識をもちたい．
- 本症は風土地域ではハエなどが媒介する．感染後5～12日の潜伏期をおいて急性に発症する．眼瞼腫脹，結膜の充血浮腫，粘液膿性眼脂を認め，耳前リンパ節の腫脹圧痛を伴う．瞼結膜には乳頭増殖と未熟濾胞が出現する．慢性経過に伴い角膜表層の血管侵入（パンヌス；pannus），輪部濾胞のあとにできる陥凹（Herbert's pit）が有名で診断上重視される特異な所見とされている．睫毛乱生により角膜に瘢痕を生じ，最終的には角膜混濁で失明する．
- 図9-11～15にトラコーマの初期から瘢痕期までの所見を示した．なお，図9-15は筆者がある患者から自称トラコーマとしてうかがった経験例である．経過をみていないため真偽は不明だがトラコーマに矛盾する所見はない．
- 治療は封入体結膜炎に準じる．具体的にはテトラサイクリン内服1～1.5g/日，3～4週間，ドキシサイクリン内服200mg/日，3週間，エリスロマイシン内服1g/日，3～4週間などである．なお，テトラサイクリンは7歳未満児や妊婦には副作用の関係で禁忌である．最近はアジスロマイシン内服1gも有効な治療として

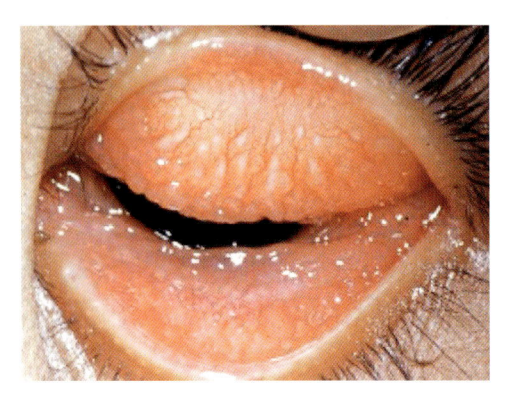

図9-11　トラコーマの濾胞と乳頭
（Proctor Foundation原図）

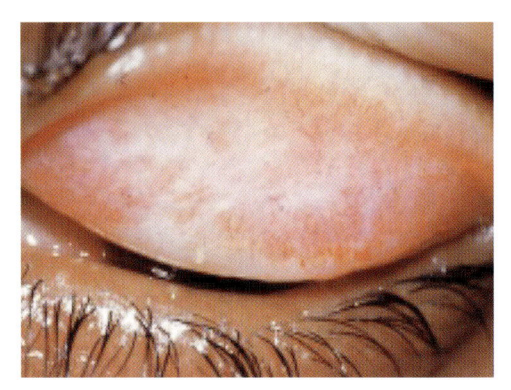

図9-12　トラコーマの眼瞼結膜瘢痕
（Proctor Foundation原図）

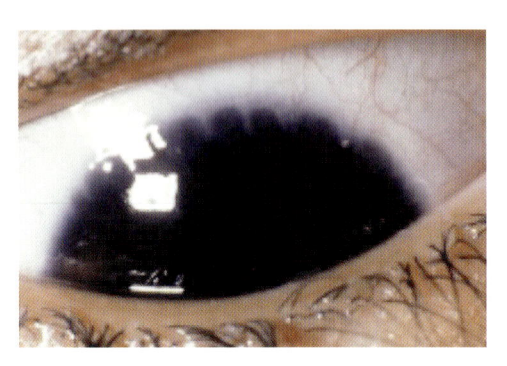

図9-13　トラコーマのHerbert's pits
（Proctor Foundation原図）

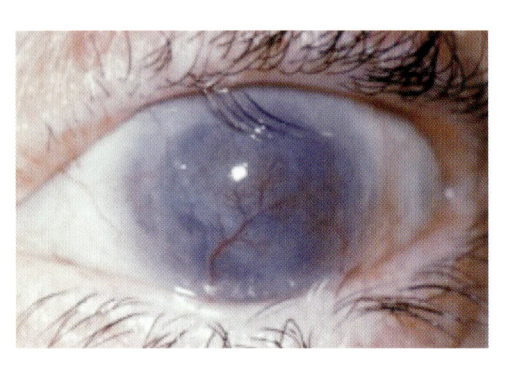

図9-14　トラコーマの睫毛乱生と角膜瘢痕
（Proctor Foundation原図）

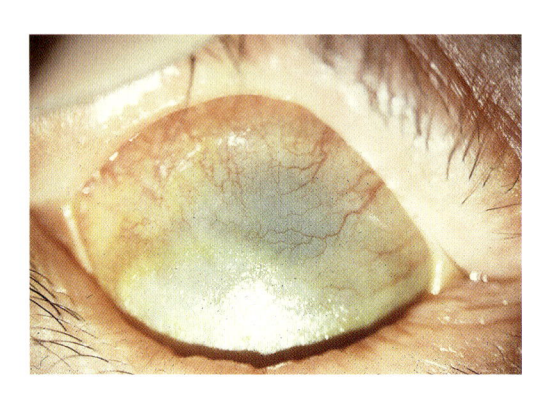

図9-15　トラコーマ瘢痕

使用されている．また，上記薬物の点眼1日6回局所投与も有効である．
- 薬物以外では，外科的治療による睫毛乱生の改善が重要である．

X リケッチア・真菌・寄生虫感染

1 リケッチア結膜炎

- 人に病原性のあるリケッチアはすべて眼に感染し得るとされている．結膜が人体への侵入経路になる場合がある．Q熱は強い結膜充血を生じるとされているが，その他は比較的軽症の結膜炎のようである．

2 真菌性結膜炎

- 結膜は常に外界に接しているため，真菌感染が発生する可能性はゼロではないが，極めて稀なもので，日常臨床ではほとんど問題にならない．涙道の閉塞に伴う真菌性涙小管炎に続発して結膜炎が併発する場合があり得る．通常ほとんどが糖尿病や免疫不全患者での日和見感染であり原発性には起こらない．
- カンジダ (candida) では白色塊 (white plaque) を形成し，潰瘍や肉芽をつくるとされる．カンジダ以外では Sporothrix schenckii, Rhinosporidium seeberi, Coccidioides immitis などが肉芽性結膜炎 (granulomatous conjunctivitis) を起こすとされる．
- 検査では結膜擦過標本で多形核白血球 (PMN) 優位の炎症所見がみられる．培養はサブロー培地 Sabouraud's medium や血液寒天培地を用いる．

3 寄生虫結膜炎

- 結膜は外気に接しているために虫類が飛入することはあるが，真の眼寄生虫症は少ない．稀であるが，風土病として生じると重症なものがあるので，一応の知識は必要かもしれない．

XI アレルギー

はじめに

眼の免疫異常による疾患は**表11-1**に示したごとく，外因抗原（非自己抗原）によるものの大半が結膜炎である．そして，免疫異常に起因する結膜炎は病態上，**図11-1**に示すごとく，急性・慢性，および即時型・遅延型の2×2通りの組合せで4群に大別できる．

結膜アレルギーの病名分類は**表11-2**に示した．つまり，疾患名としては①アレルギー性結膜炎（seasonal allergic conjunctivitis；SAC, perennial allergic conjunctivitis；PAC），②春季カタル（vernal keratoconjunctivitis；VKC），③アトピー性角結膜炎（atopic keratoconjunctivitis；AKC），④巨大乳頭性結膜炎（giant papillary con-

表11-1 眼の免疫異常

急性アレルギー	慢性アレルギー	自己免疫
即時型		
SAC	VKC	Episcleritis
PAC	AKC	Scleritis
	GPC	Vasculitis
遅延型		Uveitis
contact dermatitis	phlyctenulosis	Pemphigoid
		Sjoegren

SAC：seasonal allergic conjunctivitis　PAC：perennial allergic conjunctivitis
VKC：vernal keratoconjunctivitis　AKC：atopic keratoconjunctivitis　GPC：giant papillary conjunctivitis

表11-2 結膜アレルギーの分類

1. アレルギー性結膜炎 SAC・PAC
2. 春季カタル VKC
3. アトピー性角結膜炎 AKC
4. 巨大乳頭性結膜炎 GPC
5. 接触性皮膚炎 contact dermatitis
6. フリクテン性結膜炎 phlyctenulosis

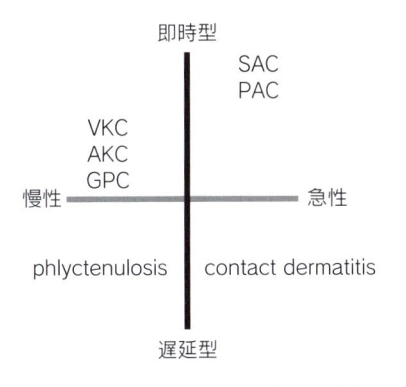

図11-1 結膜アレルギーの鳥瞰

junctivitis；GPC），⑤接触性皮膚炎（contact dermatitis），および⑥フリクテン性結膜炎（phlycutenular conjunctivitis）の6つがある．

1 アレルギー反応の分類

A Ⅰ型（アナフィラキシー・アトピー型）

- 反応の順序としては，まずある個体がある抗原に感作されて体内につくられた抗原特異的IgEのFc部分が，肥満細胞表面上のFc受容体に結合する．再び結膜嚢に飛入した抗原はIgEのFab部分につかまると，ついにその肥満細胞はヒスタミンやセロトニンを脱顆粒させ，いろいろの血管作動性のアミンが放出される．血管透過性が亢進し，その結果として好酸球の浸潤などいろいろな病変が生じる．

B Ⅱ型（細胞溶解型）

- 標的細胞を抗原として抗体と補体が作用して細胞溶解をきたす反応である．

C Ⅲ型（免疫複合体病型）

- 抗原・抗体複合体による反応で，Arthus型反応とも呼ぶ．血栓形成，出血，組織壊死を示す．

D Ⅳ型（遅延型アレルギー型）

- 細胞性免疫で，結核を代表とする感染アレルギー，接触型過敏症，同種移植拒絶反応などがある．

2 結膜アレルギー

A アレルギー性結膜炎（allergic conjunctivitis）・花粉症（pollinosis）

- アレルギー性結膜炎は狭義には，結膜におけるⅠ型アレルギーの即時型過敏反応が原因で生じた疾患である．分別して，季節性がある seosonal allergic conjunctivitis（SAC）と通年性の perennial allergic conjunctivitis（PAC）の2つがある．また主に空気中に浮遊する花粉抗原が結膜嚢に侵入して惹起される花粉症（pollinosis）は花粉アレルギーの総称で，英語名 hay fever conjunctivitis（枯草熱）と同意である．
- 本症の原因を中心にした診断には問診が有用である（表11-3）．

表11-3 アレルギー患者の問診

家族歴：	アトピー素因は，遺伝傾向がある．家族，親戚に気管支喘息，アレルギー性鼻炎，アトピー性皮膚炎の人がいるか．
季節性：	どの季節に症状が出やすいか．花粉症や昆虫アレルギーでは，症状の増悪時期が参考になる．
食　物：	どの食べ物を食べた場合に症状が出るか．また，食べて何分後（何時間後）に症状が出るか．
ペット：	どのペットを飼っているか．あるいはどの動物に近づくと症状が出るか．
住環境：	どのような住居環境か．鉄筋住宅では，気密性が高いため結露やじゅうたん使用の影響でカビ，ダニが発生しやすい．
職　業：	どのような職場か．アレルゲンに曝露されやすい職場がある．

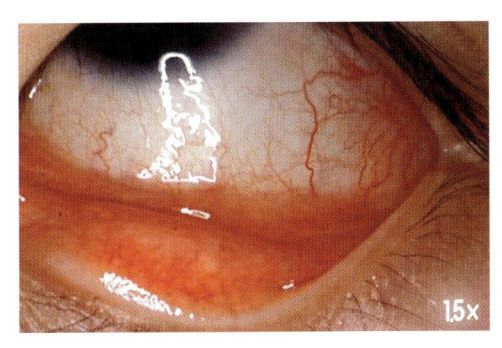

図11-2　アレルギー性結膜炎（花粉症）
RASTカモガヤ；17.5, ヨモギ1.5, ブタクサ0, スギ0, カモガヤを代表とするイネ科は夏のアレルゲンとして有名である．

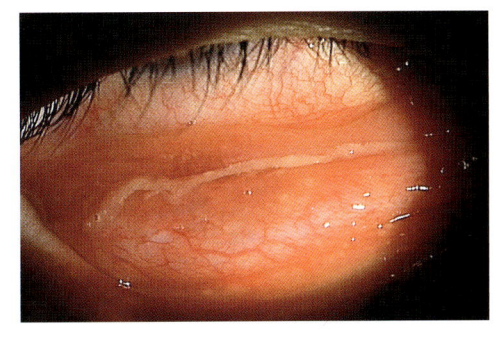

図11-3　花粉症の糸状眼脂
糸状眼脂 stringy dischargeはアレルギーに特徴的形状である．

- 本疾患群の代表である花粉症（図11-2）はSACに包含されると考えてよい．
- 花粉症におけるアレルゲンは春先2～4月に多く飛散するスギ花粉が代表で，現在，国民病とされているほど一般的である．その他では5月のヒノキ，5～6月のカモガヤなどのイネ科雑草，8～10月にはブタクサ，ヨモギなどが主要原因となる．眼症状は自覚的に流涙（tearing）と瘙痒感（itching）が目立ち，他覚的に充血（hyperemia），浮腫（chemosis），糸状の粘液性眼脂（mucous discharge）（図11-3）が一般的である．
- 慢性化すると上眼瞼結膜に乳頭を生じる．アレルギー反応により生じるケミカルメディエーターの毒性により角膜上皮が傷害されることが多い．そのために点状表層角膜炎，角膜ビラン，角膜潰瘍などがアレルギー反応の程度に従ってみられるのが常である．眼部以外の症状はほとんどの症例でくしゃみ，鼻水，鼻閉などの鼻症状を伴う．
- 診断では季節による反復性や花粉の飛散時期が参考になる．眼脂中に好酸球がみられる．好酸球の検出にはギムザ染色，その簡便法のディフ・クイック染色®やエオジノステインが有用である．アレルゲンの特定は皮膚テスト，RAST法などによる．
- 治療には肥満細胞の膜安定化薬と抗ヒスタミン薬の点眼の併用が最も一般的で用いやすい．症状が強い場合は，ステロイド点眼薬を併用する．

B 春季カタル（vernal keratoconjunctivitis；VKC）

- 春季カタルは広義のアレルギー性結膜炎の中での特徴的所見を伴う慢性重症型である．アレルギー反応としては即時型反応と遅延型反応が混在する．温暖な地域のアトピー体質の男児に好発する．自覚症状としては掻痒感・羞明・眼脂が顕著である．
- 本症は眼瞼型（図11-4）と眼球型（図11-5）に分類される．前者では瞼結膜に巨大乳頭が特徴的に形成され石垣状乳頭（cobble stone）（図11-4）と形容される．
- 結膜全面に乳白色の比較的汚い充血と混濁を生じる．眼球型では輪部球結膜に一種の乳頭でもある Horner-Trantas dots と呼ばれる，好酸球からなる増殖性白色斑を生じる．
- 角膜では点状表層角膜症が強く生じ，異物感，眼痛，流涙，羞明を伴う．角膜上皮障害は好中球，好酸球，肥満細胞などが放出する毒性物質の作用（図11-6）による．角膜上皮障害が高度になると限局性上皮壊死やその脱落で角膜潰瘍を生じる．これら全ての角膜所見は眼瞼結膜乳頭による機械的擦過によるウェイトは小さいと考えられる．

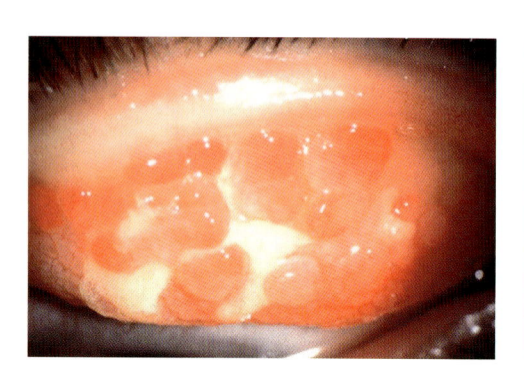

図11-4 春季カタル（眼瞼型） 石垣状乳頭

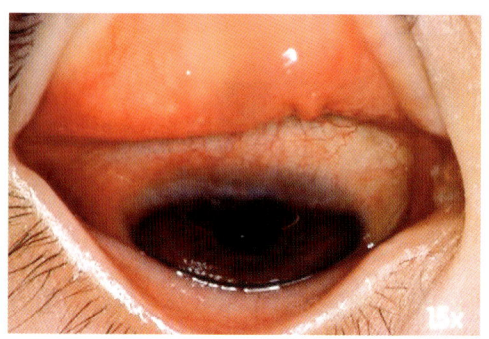

図11-5 春季カタル （眼球型）

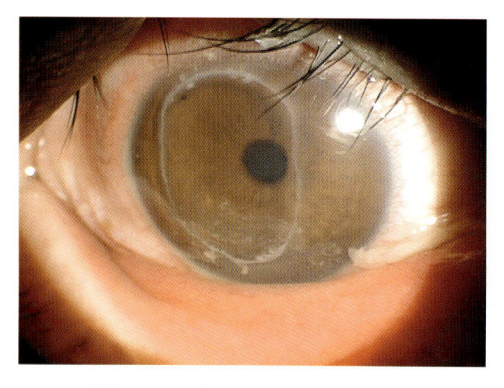

図11-6 春季カタルの上皮障害

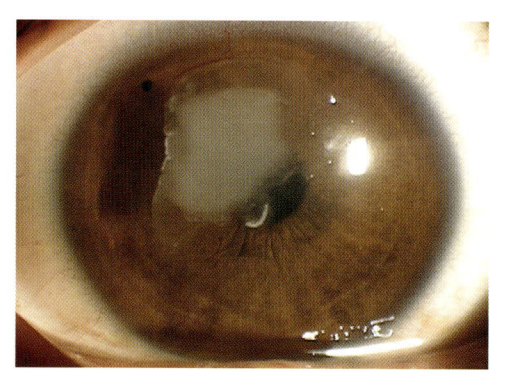

図11-7 春季カタルの shield ulcer

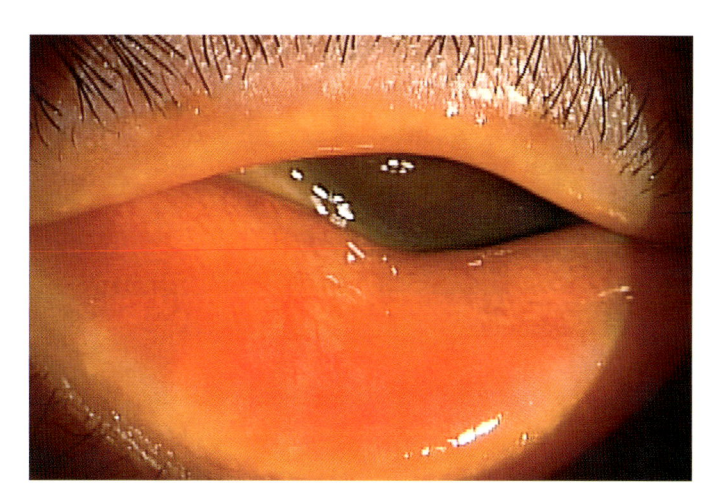

図11-8　アトピー性角結膜炎（AKC）

- 潰瘍は上方に生じやすい．その底部には硬化斑（cornealplaque）が形成される（shield ulcer）（図11-7）．長期化すると角膜実質表層にパンヌスも生じる．
- 診断は結膜擦過物の塗抹標本における多数の好酸球が参考となる．各種抗原の血清IgEを測定する（RAST）．大半はダニ，ハウスダスト，真菌などの抗IgEが高値である．
- 治療は肥満細胞膜安定化薬や抗ヒスタミン薬の点眼に加えて，最近開発されたシクロスポリンやタクロリムスなどの免疫抑制薬の点眼が著効する．重症例ではステロイド薬の点眼が用いられるが，眼圧に留意する必要がある．特に，若年という患者の年齢からも，ステロイド薬の慢性的持続使用はすべきではない．

C アトピー性角結膜炎 (atopic keratoconjunctivitis；AKC)
（図11-8）

- アトピー性皮膚炎にアレルギー性角結膜炎を合併したものである．本症は一般に，高度の眼瞼皮膚炎や喘息を合併していることが多い．年齢的には春季カタルに比べて高齢で，20〜50歳代まで広い範囲に及ぶ．春季カタルが少年の病気とすれば，本症は青年の病気と言える．原因・症状・治療などはほかのアレルギー性結膜炎や春季カタルと同様で，他疾患特に春季カタルとは区別も明瞭でないところがある．
- 診断と治療も春季カタルに準じる．

D 巨大乳頭性結膜炎 (giant papillary conjunctivitis；GPC)
（図11-9）

- 主にソフトコンタクトレンズ（SCL）の長期装用に起因するものであり，上眼瞼結膜に特徴的な乳頭増殖を認める慢性アレルギー性結膜炎である．原因は基本的に機械的接触と考えられ，ハードコンタクトレンズ（HCL），義眼や手術に伴う

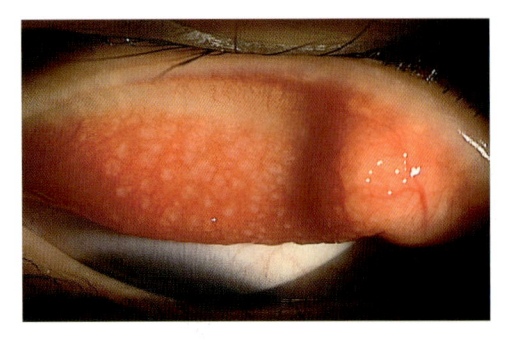

図11-9　巨大乳頭性結膜炎（GPC）

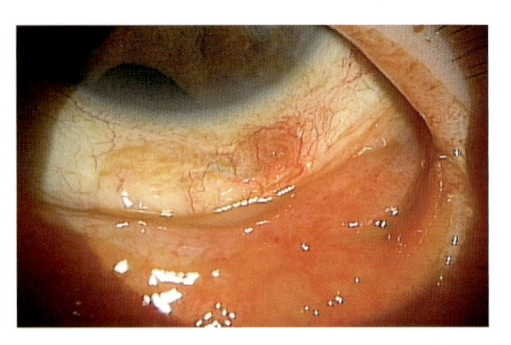

図11-10　GPC　縫合糸起因性

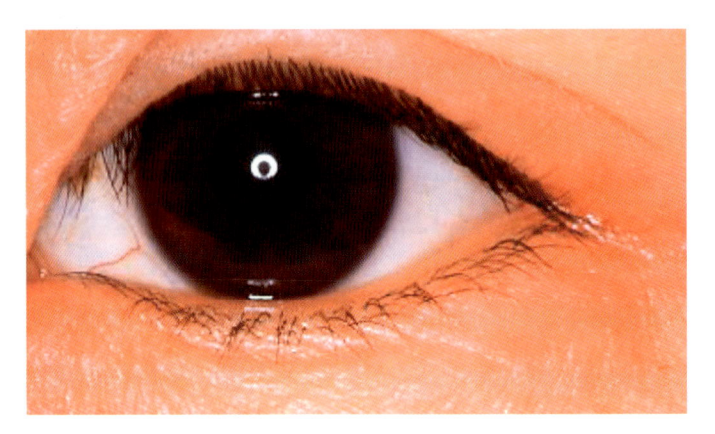

図11-11　接触性皮膚炎（Contact dermatitis）

露出縫合糸のなどによっても起こる（図11-10）．上眼瞼は常にコンタクト表面を擦り続けるために，乳頭は上眼瞼結膜に好発する．またCL自体に付着している蛋白や抗原物質が持続的抗原刺激として作用している可能性もある．

- 自覚症状は充血，粘液性眼脂，掻痒感などである．CL装用者では，掻痒感はCLを外した後に感じることが多く，装用中ではCLの上方ずれ，つまり瞬き後にレンズが下がりにくいことや，眼脂によるレンズの汚れによる視力不良を自覚している場合が多い．他覚症状は，初期には正常の乳頭より大きめのmacro papilla（直径0.3mm～1mm）がみられるが進行とともに成長する．大きさは春季カタルの乳頭と比べて比較的均一で小さい点が特徴である．
- 診断は臨床経過のほか，ほかのアレルギー疾患同様，眼分泌物中の好酸球が参考になる．治療も薬物療法は春季カタルと同様であるが，本症で重要なのは原因となるCLの中止や変更である．また，露出縫合糸も除去しない限り症状は増悪する．

E 接触性皮膚炎・薬物アレルギー（contact dermatitis）（図11-11）

- この疾患は接触性皮膚炎と同じ病変が眼瞼と結膜に起こった遅延型アレルギーである．原因の多くは点眼薬，化粧品などであるが，ときに眼鏡枠による金属アレ

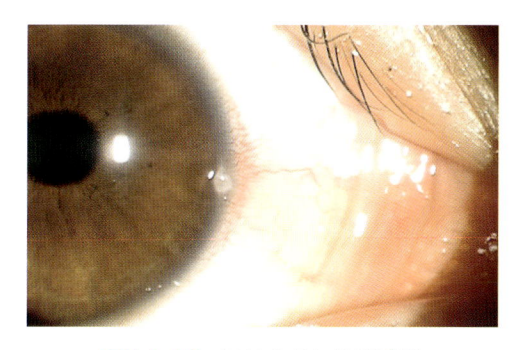

図11-12　フリクテン性結膜炎

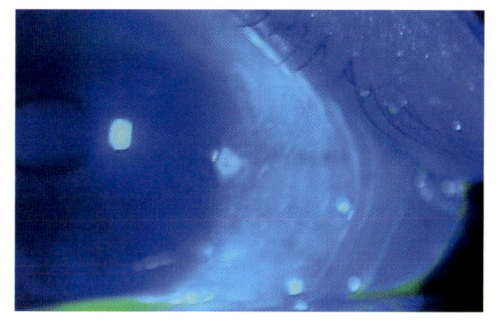

図11-13　フリクテン性結膜炎
図11-12のフルオレセイン染色のびらん

ルギーなどもある．反応は分子量の小さい抗原（ハプテン）が，組織に侵入して担体（キャリア）と呼ばれる蛋白と結合して免疫反応を生じる．

- 症状発現までには約6日間かかるが，既感作例では，炎症反応はハプテン侵入後16～24時間で最も強く出現する．
- 自覚症状としては特に眼瞼の掻痒感が強く，眼脂があり，眼瞼皮膚では発赤，腫脹がみられる．結膜は充血や浮腫を伴う．診断にはパッチテストや，再現性をみる誘発試験が必要である．治療にはステロイド薬の点眼と眼軟膏が用いられる．

F フリクテン性結膜炎（phlycutenulosis）（図11-12, 13）

- フリクテンとは水疱様の小隆起を意味する病名で，本症は輪部付近の角結膜に生じる限局性の遅延型アレルギー反応である．
- 原因は往時ではもっぱら結核であったが，最近ではブドウ球菌が主因とされている．
- 病変は輪部から角膜の中心部に向かって侵入することが多い．球結膜は限局性に充血し，中央部が隆起する．2～3日で隆起部に潰瘍が形成される．輪部から角膜中央に伸展した場合を束状角膜炎と呼ぶ．
- 自然治癒傾向があるが，再発性により長期化し繰り返すことが多い．治癒しても角膜実質表層の混濁を残す．治療はステロイド薬の点眼を行う．

3 アレルギー診断

(1) 皮膚反応

- ①皮内反応：アレルギー抗原液0.02mlを皮内針で前腕皮膚に注射する．判定は15～30分後で，発赤径20mmまたは膨疹径9mm以上で陽性とする．②掻皮反応：注射針などで3mm程度皮膚を傷つけ，抗原液を接触させる．発赤径5mm以上か対照の2倍以上を陽性とする．

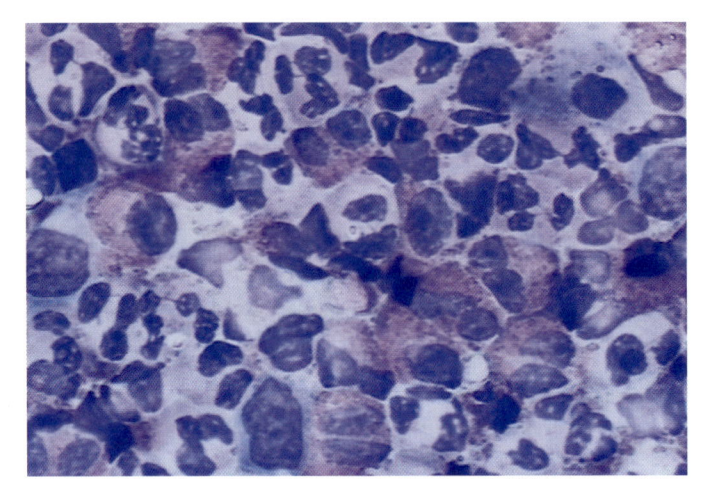

図11-14　春季カタルの好酸球
結膜擦過塗抹標本（ディフ・クイック®染色）
好酸球はほとんどが核が2分葉である．好酸顆粒は1つずつ確認できる．

(2) 総IgEの定量

- RIST（radio immunosorbent test），PRIST（paper radio immune-sorbent test），SRID法（single radial immune diffusion）などがある．

(3) 特異的IgEの検出

- RAST（radio-allergosorbent test），またはELISA（enzyme-linked immunosorbent assay）による．RASTは少量の血液で特定の抗原のIgEを検出できる検査で極めて原因検索に有用である．現在RASTで検出できる特異抗原は約200種類ある．日常的によく調べる抗原（アレルゲン）にはスギ，ヒノキ，カモガヤ，ブタクサ，ヨモギなどの花粉類，イヌ，ネコ上皮，ダニ，ハウスダスト，アスペルギルスなどがある．

(4) 塗抹検査

- 結膜分泌物塗抹標本をギムザ染色（簡便法：ディフ・クイック®染色）もしくはHansel染色（エオジノステイン®）の上検鏡して好酸球を証明する（図11-14）．確実な好酸球が1つでもあればアレルギー反応の存在は確実である．

(5) 点眼誘発反応

- 皮膚反応やスクラッチ用のエキスを点眼後15〜20分で結膜分泌物を採取し，好酸球が出現すれば陽性とする．結膜充血は参考になるが，非特異的な刺激充血との鑑別が必要である．

4 アレルギーの治療

- 薬により症状を抑えることはあくまで対症療法であるが，症状による苦痛を和らげ，組織のダメージを最小限に食い止めるために有意義な手段である．しかし，根本的にはアレルゲンとの接触を回避する原因療法がより大切である．原因抗原との遮断に努めないと症状の発現を繰り返し，重症化，難治化につながる．
- 検査により原因アレルゲンを特定し，原因療法と対症療法を併用することで，各世代で，さらにアレルギーマーチの進行を防止することが大切である．
- 結膜炎の薬物治療は点眼が中心となる．系統としては①肥満細胞膜安定化薬，②抗ヒスタミン薬，③免疫抑制薬，④ステロイド薬がある．本症は長期慢性経過であるため，①②③薬でコントロールすることが望ましい．

XII ドライアイ

1 乾性角結膜炎 (keratoconjunctivitis sicca)

- ドライアイ (dryeye syndrome) は，従来「涙液の量または質もしくは両者の低下による角結膜上皮障害」とされてきた．
- 現在は2006年ドライアイ研究会の定義によると「ドライアイとは，さまざまな要因による涙液および角結膜上皮の慢性疾患であり，眼不快感や視機能異常を伴う」状態とされている．診断基準については表12-1に示した．
- この定義は意味が広いが，なかでも最も重要な要因は涙液の問題である．具体的には涙液分泌減少と涙液蒸発亢進の2つである．涙液は，通常3層構造で存在している．つまり，ムチン層，水層，油層である．ムチンは主に杯細胞，水は主に涙腺，油はマイボーム腺に由来する．ムチンは膜型ムチン (MUC1, MUC4) と分泌型ムチン (MUC5AC) に分けられる．角結膜上皮でつくられる膜型ムチンは，疎水性である細胞表面を親水性にするための下地塗りのような層である．その基礎塗りにより水層部分が眼表面に均一に付着し広がる状態がつくられる．さらにその上に杯細胞由来の分泌型ムチンと涙腺より分泌された水層が混合された層を形成する．空気に接する表面はマイボーム腺由来の油層で覆われ水層の蒸発を防止する．したがって，これら3層を形成する材料の由来である角結膜上皮細胞，杯細胞，涙腺，マイボーム腺のいずれが障害されてもドライアイは生じ得る．ドライアイはシンドロームであり，原因は多元的である．
- ドライアイには局所異常によるものと，全身疾患に伴って生じるものがある．後者はリウマチなどの膠原病を基礎にもつシェーグレン症候群 (Sjögren syndrome) が代表である．その他，ocular cicatricial pemphigoid, Stevens-John-

表12-1 ドライアイの診断基準
（2006年ドライアイ研究会）

涙液の異常
　①シルマー試験I法にて5mm以下
　②涙液層破壊時間 (BUT) 5秒以下
　　①②のいずれかを満たすものを陽性とする
角結膜上皮障害
　①フルオレセイン染色スコアー3点以上（9点満点）
　②ローズベンガル染色スコアー3点以上（9点満点）
　③リサミングリーン染色スコアー3点以上（9点満点）
　　①②③のいずれかを満たすものを陽性とする

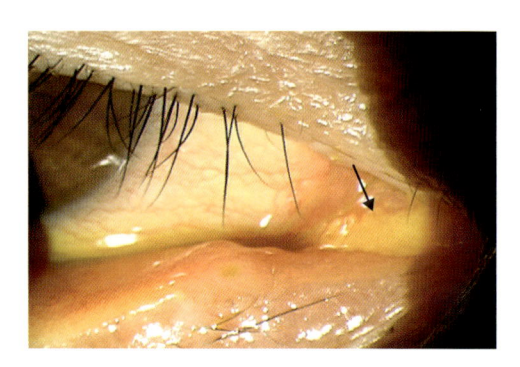

図 12-1　ドライアイの粘液性眼脂（矢印）
感染でみられるやや黄緑色化した化膿性眼脂と違い，純白色を呈する

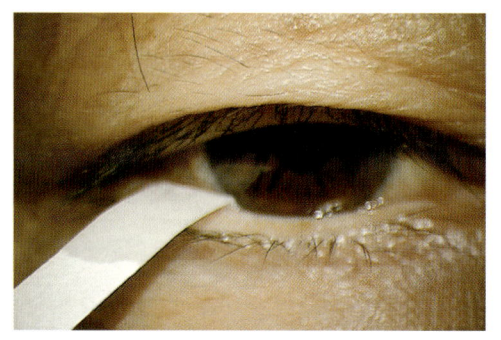

図 12-2　シルマーテスト
下眼瞼外側 3 分の 1 の部位におかれた濾紙
通常，フルオレセイン試験紙の片端を用いる．

son 症候群，graft-versus-host disease（GVHD）（以上は別項）などにも合併する．

A 症状

- 自覚症状は初期に眼疲労，乾燥感，異物感などの「漠然とした慢性の眼不快感」を訴える．他覚症状は充血，涙三角（涙液メニスカス tear meniscus）の減少，粘液性眼脂（図 12-1），角結膜上皮障害，瞼結膜乳頭などである．
- 上皮障害は涙液減少によるドライアイでは瞼裂部に強く，結膜障害が角膜障害より高度であるのに対し，マイボーム腺機能不全（meibomian gland dysfunction；MGD）や眼瞼炎に起因するものでは角膜障害のほうが結膜障害よりも強いとされる．また，薬物毒性による上皮障害では，結膜より角膜が顕著である点が鑑別上の参考である．
- 狭義のドライアイは通常，涙液分泌減少に起因する水層の量的低下によるものを指すが，実際には涙液分泌減少を伴わない涙液蒸発亢進ドライアイも多い．その例は涙液油層異常の要因になるマイボーム腺機能不全に続発するものである．

B 検査

- 検査には涙液異常と上皮障害を検出する 2 種類がある．前者はシルマーテストと涙液層破壊時間（BUT）であり，後者は生体染色である．

(1) シルマーテスト（Schirmer 試験）（図 12-2）

- これは涙液分泌量を知るための最も簡便で重要な方法である．通常は無麻酔の Schirmer 試験 I 法が用いられる．つまり自然の状態で，下眼瞼縁の耳側から 3 分の 1 の部位に，5 mm 幅の濾紙を端から 5 mm 折り曲げて，その部分を結膜嚢に挿入する方法である．5 分後，折り曲げ箇所から涙液でぬれた長さを測定する．通常，10 mm 以上を正常，5〜10 mm をボーダーライン，5 mm 以下を異常と判定す

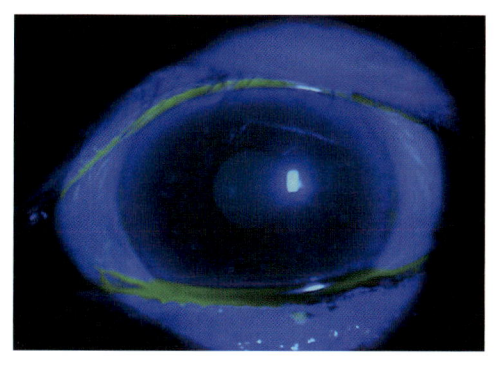

図12-3　涙液メニスカス正常

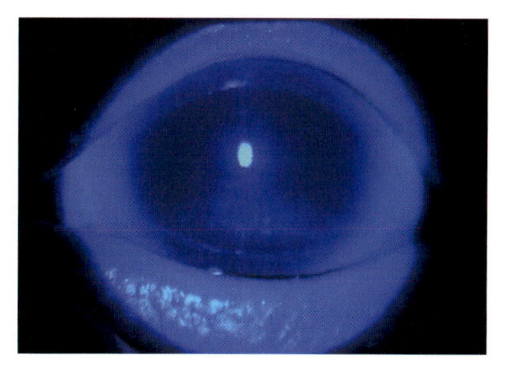

図12-4　涙液メニスカス不足

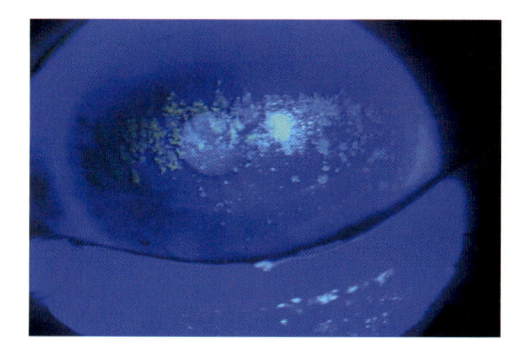

図12-5　フルオレセイン染色
角膜染色に有用

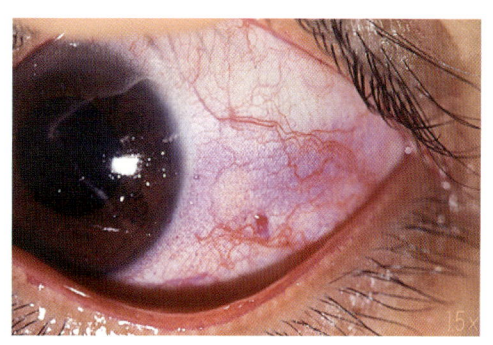

図12-6　ローズベンガル染色
結膜染色に有用

る．再現性は低い．点眼麻酔をしてⅠ法を行うⅠ法変法は刺激性分泌をなくしたものである．さらに発展的なSchirmer試験Ⅱ法は鼻腔内粘膜を綿棒で刺激して測るもので，反射性涙液分泌量が反映される．10mm以下が異常である．
- また，細隙灯顕微鏡所見として，下眼瞼縁と角膜の間の涙液のたまりを示す指標となる涙液メニスカスの高さでおよその涙液分泌量がわかる．正常値は0.1～0.2mm幅である（図12-3, 4）．

(2) 涙液層破壊時間（tear film breakup time；BUT）
- この試験は涙液をフルオレセインで染色し，数回の瞬目の後，開瞼を続けさせて，角膜上の涙液層にドライスポットが生じるまでの時間を測定する．この時間が涙液の安定性の指標となる．通常，10秒以上が正常，5秒以下が異常である．

(3) 生体染色
- 角結膜上皮の状態の評価には生体染色が極めて有用である．染料別にフルオレセイン染色（図12-5），ローズベンガル染色（図12-6），リサミングリーン染色が使い分けされている．

- フルオレセイン染色は，上皮細胞のバリア機能障害を評価する検査法である．これに対しローズベンガルは，角化・変性上皮やムチン欠損部を染める．概して，フルオレセイン染色は角膜の染色に向き，ローズベンガル染色は結膜の染色に有用である．しかし，ローズベンガル染色は痛みと細胞毒性が難点で，あまり使われない．他方リサミングリーンは刺激が少なく安全とされている．

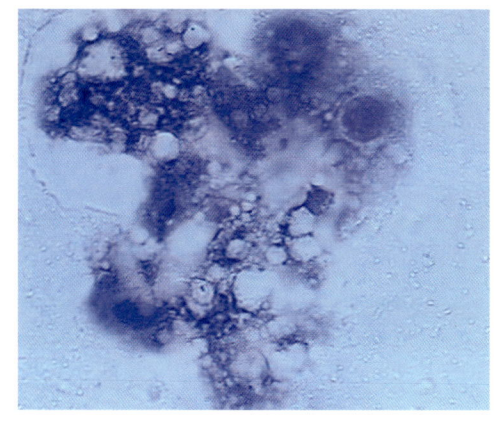

図 12-7 ドライアイ粘液性眼脂
検鏡像（ディフ・クイック染色®）無構造の粘液と油

- 各染色とも，その程度を角膜，鼻側結膜，耳側結膜の3つのエリアで0（染色なし）から3（高度の染色）までの4段階評価を合計し，3点以上を異常とする．

(4) 実験室的検査

- 結膜細胞診として，通常の擦過塗抹標本による細胞診（図 12-7）のほか，専門的にはインプレッションサイトロジー（impression cytology），ブラッシュサイトロジー（brush cytology）などがある．ドライアイでは，杯細胞の減少や角化細胞の増加が観察される．
- 生化学的検査ではラクトフェリン，リゾチームなど涙液中の特異的蛋白の濃度測定により，涙腺の涙液分泌機能の評価を行う．
- 生検では，例として涙腺の組織診でシェーグレン症候群などの最終的確定診断が可能である．

C 治療（表 12-2）

(1) 点眼治療

- 涙液成分補給，保湿，角結膜上皮化促進などを目的としていろいろ点眼液が用いられている．通常は人工涙液をまず点眼する．これは涙液3層うちの水層への水分補給が目的であり，主成分は生理食塩水である．その他生理機能別では，ジクアスルホン酸ナトリウム点眼液およびレバミピド点眼液は涙液層のムチン層を補修するためにムチン分泌を誘導するとされている．
- ヒアルロン酸製剤は保湿効果と角結膜上皮の創傷治癒の促進効果がある．角膜保護薬としてはコンドロイチン，グルタチオン，ビタミンB12などを成分とする点眼薬がある．重症例ほど頻回点眼する必要があるため，本症用の点眼薬は防腐剤フリーかより低濃度がよい．

表12-2 ドライアイの治療

点眼
　人工涙液
　ジクアスルホン酸ナトリウム
　レバミピド
　ヒアルロン酸ナトリウム
　角膜保護剤
　自己血清
手術
　涙点プラグ挿入術
　涙点閉鎖術

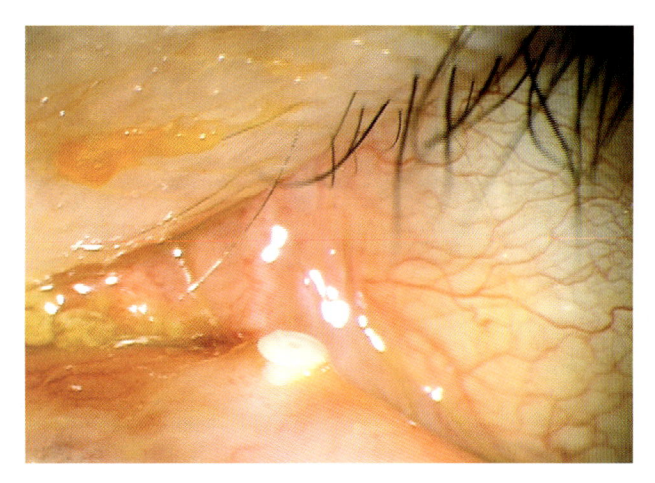

図12-8　涙点プラグ

- その他では難治性の遷延性上皮欠損（PED；persistent epithelial defect）などに対し自己血清を分離して点眼する方法がある．血清中には涙液蛋白が含まれているため，これらを上皮細胞に補給できる．血液を10～20ml採血して遠心分離し，5倍程度に生理食塩水で希釈して点眼する．

(2) 点眼以外の方法

- 涙点プラグ挿入（図12-8）は乏しい涙液や点眼液の排出を抑えて眼表面にためることを目的に行われる治療で，点眼のみで症状が改善されない場合に検討される．可逆的であることが長所であるが，長期安定性に問題がある．それに対し涙点閉鎖術は涙点の永久閉鎖を目的にするもので，涙点近くの涙小管内面をジアテルミーにより焼灼して癒着させる方法である．再開口することも多い．
- 眼鏡を装用するだけでも水分蒸発は抑えられるが，専用の保湿眼鏡を装用すればより効果的である．コンタクトレンズの功罪は単純ではないが，一種の異物が常駐することになり，長期装用では涙液分泌の刺激閾値が上昇し，ドライアイに傾く．また環境面ではエアコンの風向の工夫，パソコンなどVDT作業時にモニターを下向きにみるようにすると，眼露出面積が減って涙液の蒸発を抑えることができる．以上，コンタクトレンズ，エアコン，パソコンの3つを，ドライアイ患者が気をつけるべき3コンと表現する場合がある（p.100，コラム参照）．

2 シェーグレン症候群（図12-9, 10）

- シェーグレン症候群は1922年スウェーデンの眼科医シェーグレンが報告した自己免疫疾患の一つである．リウマチなど膠原病をベースに涙腺，唾液腺の慢性炎症に起因してドライアイ，ドライマウスを生じる．病因は不明で，わが国では

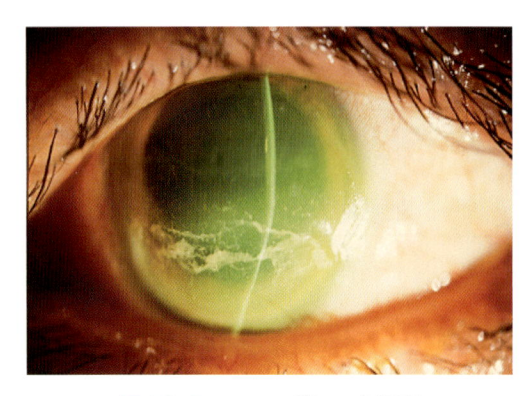

図12-9　シェーグレン症候群
角膜下方のビランと潰瘍

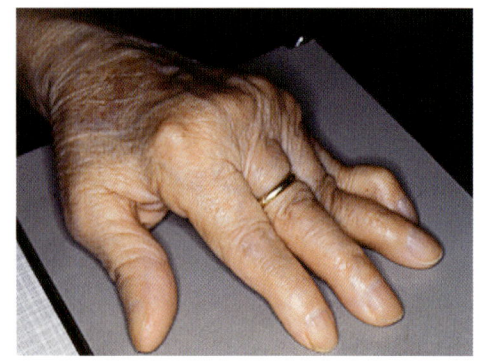

図12-10　シェーグレン症候群
リウマチの変形した指

表12-3　シェーグレン症候群の厚生労働省診断基準

確実例
　原因不明の乾燥症状があり原因不明の乾燥性角結膜炎を認めること
　涙腺または唾液腺組織に特徴的な異常所見を認めること
　唾液腺管造影に特異的な異常所見を認めること
　　以上3項目のうち，1項目以上が認められる場合
疑い例
　原因不明の乾燥症状があり原因不明の乾燥性角結膜炎が疑われること
　唾液腺分泌機能低下（ガムテストが10分間10m*l*以下）を認める
　反復性または慢性に経過し，ほかに原因を求めえない唾液腺腫脹
　　以上3項目のうち，1項目以上が認められる場合

40歳代中心の中高年女性に多い．

A 診断

- わが国のシェーグレン症候群の診断基準は厚生労働省の研究班によって定められている（表12-3）．口腔乾燥症状，関節痛などの全身症状の有無の確認も診断上重要である．涙液分泌のうち反射性分泌も低下しており「悲しいときも涙が出ない」という訴えが起こる．反射性分泌を調べるには，鼻刺激Schirmer試験が有用である．
- 血清学的検査としては，抗シェーグレン症候群A抗体（抗SS-A/Ro抗体），抗シェーグレン症候群B抗体（抗SS-B/Ro抗体），抗核抗体（ANA），リウマトイド因子（RF）などがある．生検では唾液腺，涙腺でリンパ球や形質細胞などの浸潤がみられれば診断的価値がある．

B 治療

- シェーグレン症候群に伴うドライアイの治療は，重症度に従って，通常のドライアイと同様に行う．

3 マイボーム腺機能不全（MGD）（図12-11, 12）

- 涙液の油層は涙の蒸発を抑えて水層をオキュラーサーフェスに留める重要な働きをしている．
- マイボーム腺機能不全（Meibomian gland disfanction；MGD）は後部眼瞼炎が生じて，開口部を含むマイボーム腺に形態的，機能的異常をきたしたものである．その結果，さまざまなレベルのドライアイを生じる．正常状態では，人は通常約10秒間隔で瞬目し，涙液filmに油膜を張り，涙液膜構造を保っている．したがって，脂肪の供給に異常をきたす本症では涙液蒸発亢進型ドライアイが生じる．
- ドライアイ以外では異常脂質のため，ある種分泌物や霰粒腫の発症にもつながる．さらには眼瞼縁の細菌増殖をきたしやすい．
- 衛生の原理は単純で，眼瞼縁を低刺激のベビーシャンプーなどで洗浄したり，温湿布（温罨法）により脂肪の流動性を増加させて，排出しやすくさせる．さらにはマッサージや機械的処置（図12-12）も有効である．これらの日常的ケアに加えて，補助的に適時の抗菌薬の点眼や軟膏も有用である．

4 結膜乾燥症（xerophthalmia）（図12-13）

- この疾患群の代表はビタミンA欠乏症に起因する重篤なドライアイである．上皮細胞の正常な分化が不能となって角化する．本症は世界中で失明原因の第1位を占めるとされている．涙の分泌が減少して高度の眼球乾燥症を呈じ，最終的には角膜軟化症を発症し，角膜が穿孔し失明する．初期に夜盲を生じる．

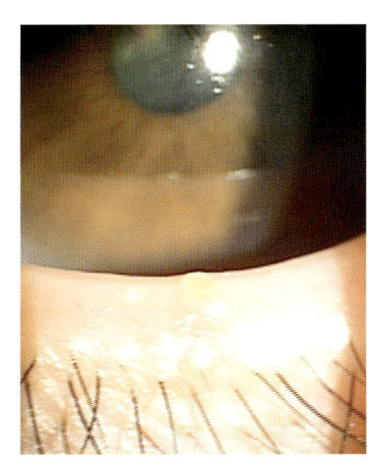

図12-11　MGD：meibomian gland disfunction
マイボーム腺の出詰まり

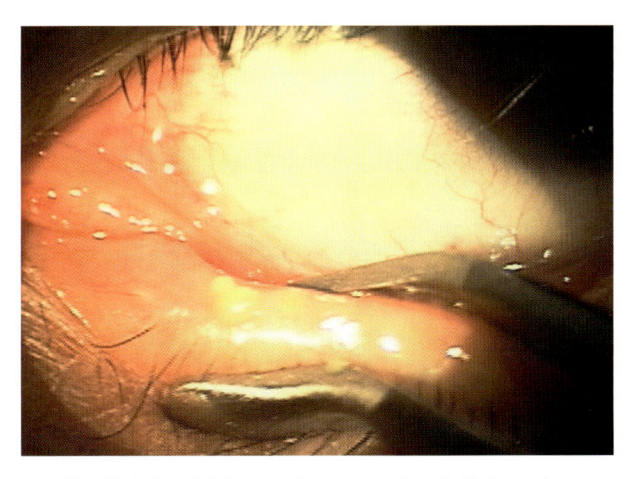

図12-12　MGD：meibomian gland disfunction
吉富式マイボーム腺鑷子で脂肪を圧出する

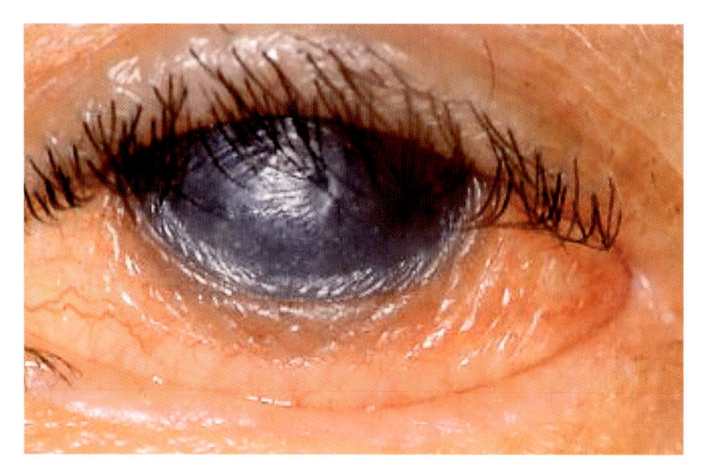

図12-13　結膜乾燥症
眼球表面は完全に角質化して，うるおいが失われている

- 眼球結膜はくすんで皺だらけとなり，角膜は混濁し，縁辺不鮮明となる．Bitot 斑が特徴的だが，非特異的である．この斑はkeratineの変質物が沈着したもので青白く，泡状，三角形である．

コラム●●●ドライアイ患者の"3コン"

　どなたの初言か筆者は知らないが，言い得て妙な表現なので，紹介したい．ドライアイ患者には気をつけるべき"3コン"があるというのである．この3コンとは①**コン**タクトレンズ，②エア**コン**，③パソ**コン**である．

　①**コン**タクトレンズ：コンタクトレンズは目にとって見れば，一種の異物・ゴミであることに変わりはない．したがって，長期装用していれば，異物刺激に慣れて，涙液の"分泌刺激閾値"は高くなる．結果，ドライアイ化する．

　②エア**コン**：エアコンにより室内の"湿度の低下と気流の増大"から，目の乾きは促進される．

　③パソ**コン**：VDT症候群の一部だが，特にディスプレイ凝視による"瞬目の減少"が眼表面を直撃する．対策としては，意識的に"まばたき"をすることや画面をできるだけ目線から低位置に置くことが推奨されている．

XIII その他の結膜炎（免疫病および類縁疾患に伴う結膜炎）

1 眼類天疱瘡（Ocular cicatricial pemphigoid）
（図13-1, 2）

- 本症は稀な皮膚・粘膜に生じる慢性の自己免疫疾患である．治療が極めて困難で，ときに失明に至る重病である．一般的には高齢者にみられ，慢性瘢痕性結膜炎症を主徴とするOcular surfaceの瘢痕，収縮性疾患である．
- 症状は結膜充血，粘液性眼脂，小胞，偽膜，結膜線維症，結膜収縮，瞼球癒着，睫毛乱生，角膜潰瘍などを呈し，最終的には眼球乾燥症となり重症ドライアイとなる．
- 治療はプレドニゾロン，シクロホスファミド，メトトレキサートなどの投与だが，全身管理は全身科との協調が望ましい．

2 スティーブンス−ジョンソン症候群（Stevens−Johnson syndrome）（図13-3, 4）

- 本症は皮膚・粘膜の過敏症である多型紅斑の一種で，皮膚粘膜眼症候群ともいい，生命に危険が及ぶことがある極めて重篤な疾患である．本症は自己免疫ではなく，原因はウイルス感染，薬剤の副作用，悪性腫瘍などが考えられているが，原因不明な場合がほとんどである．

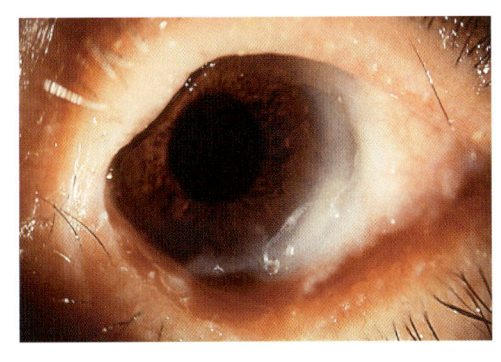

図13-1　眼類天疱瘡
結膜収縮，瞼球癒着，睫毛乱生，角膜潰瘍などがみられる．

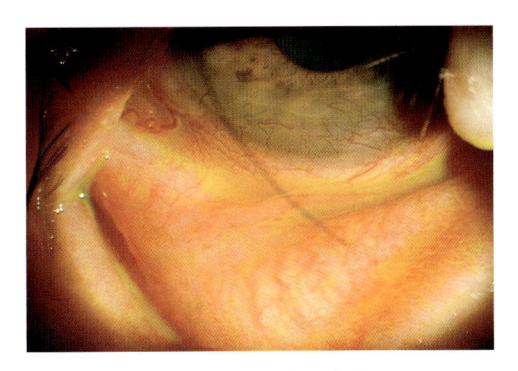

図13-2　眼類天疱瘡
瞼球癒着がみられる．

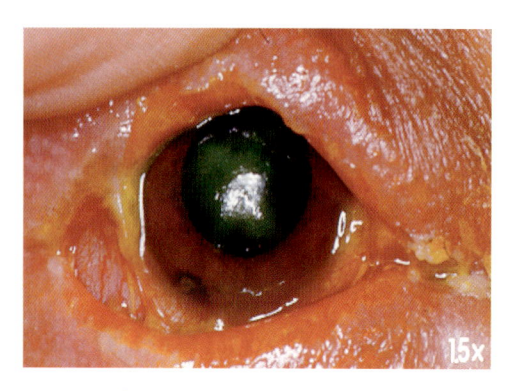

図13-3 Stevens Johnson症候群
瞼球癒着，結膜短縮がみられる．

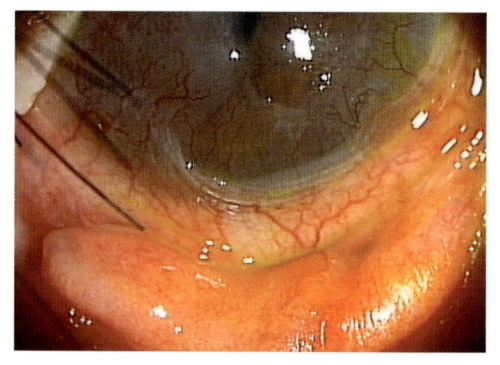

図13-4 Stevens-Johnson症候群
異常結膜上皮が角膜上に伸展している．

- 薬剤の場合は抗生物質，抗てんかん薬，非ステロイド性抗炎症薬，その他で，原因薬物は1,100種類以上あるという．
- 症状は紅斑，水疱，びらんが皮膚や粘膜に広く現れ，高熱や悪心を伴う．眼も好発部位で，瞼球癒着や結膜短縮など瘢痕性の後遺症が残り，ドライアイにより重度の視力障害を残す場合がある．
- 治療は急性期は感染予防に抗菌薬点眼，消炎にステロイド薬点眼を用いるが，慢性期ではドライアイに対する対象療法が中心となる．

3 移植片対宿主病（Graft Versus Host Disease；GVHD）

- GVHDとは臓器移植で，ドナー（臓器提供者）の臓器が免疫応答によって，レシピエント（臓器受給者）の臓器を攻撃する現象である．移植片（グラフト）にとっては，レシピエントの体は異物となるためである．標的組織は皮膚，肝臓，消化管の3つである．
- GVHDは特に免疫組織を直接移植する造血幹細胞移植（骨髄移植）後や輸血後のものが知られている．この際，造血幹細胞移植を受けた患者の体内で，ドナーリンパ球がレシピエント患者臓器を異物とみなして攻撃する．約10％で結膜充血や偽膜を生じる．
- GVHDと混同されやすい病態に，拒絶反応がある．拒絶反応はレシピエントの免疫応答によってドナー移植片が攻撃されることであり，GVHDとは攻撃をする側と受ける側が反対である．
- GVHDの症状は下痢，発熱，発疹，粘膜障害，多臓器障害，肺炎などであるが，慢性化した結膜炎の結果ドライアイを来たす．治療はドライアイに対する対象療法が中心である．

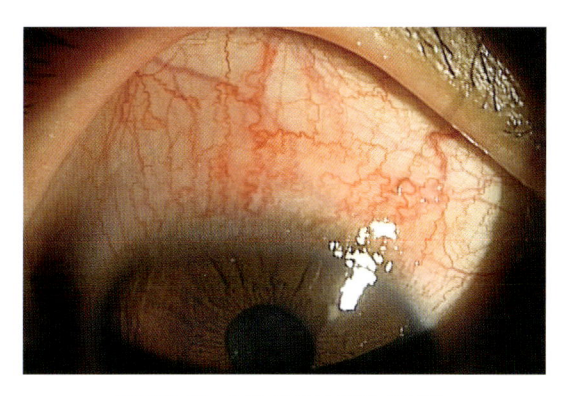

図13-5　上輪部角結膜炎（SLK）
上輪部上皮は角化している．

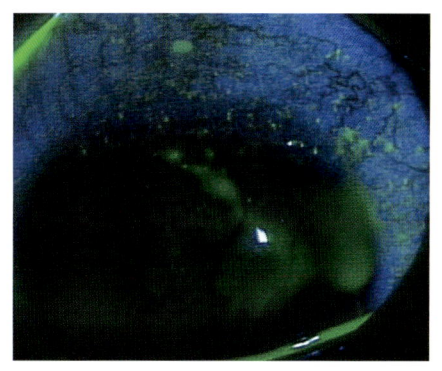

図13-6　上輪部角結膜炎（SLK）
図13-5のフルオレセイン染色．角結膜上皮に点状びらんが散在する．

4 上輪部角結膜炎（superior limbic keratoconjunctivitis；SLK）（図13-5, 6）

- SLKは上角膜輪部を中心に，SPKを伴う異常角化上皮を示す特徴的疾患である．本症では上眼瞼結膜の乳頭増殖，上方角膜輪部の増殖性隆起などがみられる．両眼性で糸状角膜炎を伴うことがある．
- 症状は異物感，灼熱感などである．女性に多く，甲状腺機能亢進と関連する．ドライアイやシェーグレン症候群との合併比率が高い．
- 原因は1型アレルギー反応と考えられている．疾病メカニズムには，①涙液の局所的な欠乏説，②眼瞼との摩擦説，③結膜弛緩による炎症説などが挙げられている．
- 治療は結膜乳頭の切除，焼灼，ステロイド薬点眼や注射など．角化抑制目的でビタミンAの全身，局所投与も行われる．

5 パリノー眼リンパ節症候群（Parinaud's oculoglandular syndrome）

- 本症は1889年フランスの眼科医Parinaudによって報告された濾胞性結膜炎である．本症は動物からの感染によって起こる片眼の伝染性結膜炎で，急性に発病し耳前リンパ節の圧痛腫脹を伴う．
- 原因は不明だが，しばしば猫との関係がありCat-Scratch diseaseの結膜型とも考えられる．
- 特異的治療はない．

6 木質結膜炎（ligneous conjunctivitis）（図13-7）

- 本症は極めて稀で，慢性，再発性の偽膜性結膜炎を特徴とする．外見は固い木質様で，成分は fibrin である．免疫異常との報告が多い．病態にはプラスミノーゲンが強く関与している．
- 症状は小児に多いが，成人期まで再発がみられる．眼瞼結膜の硬くて比較的厚い偽膜を認め，除去しても再発する．眼部以外では耳，鼻腔，上気道，子宮などの粘膜に膜形成がある．
- 病態は常染色体劣性遺伝でプラスミノーゲン遺伝子異常とされる．
- 診断は偽膜性結膜炎，組織でのフィブリンの集積，プラスミノーゲン活性値の低下，他部の粘膜疾患などを根拠になされる．
- 治療はステロイド薬，サイクロスポリン製剤が用いられている．

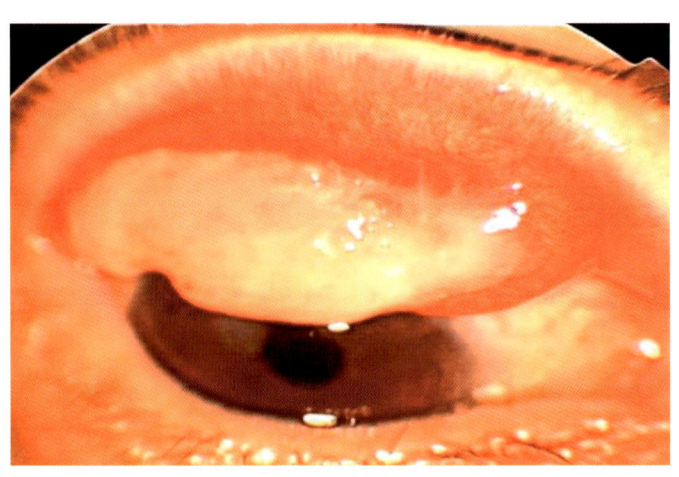

図13-7　Ligneous conjunctivitis
（鈴木　崇先生原図）

XIV 変性

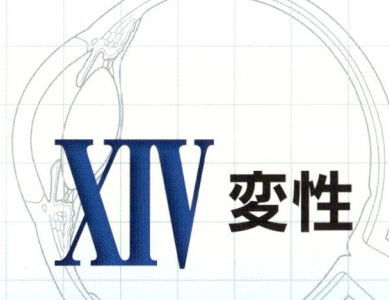

1 瞼裂斑 (図14-1, 2)

- 最も多くみられる結膜の加齢変性で，軽度の症例は40歳以上のかなりの人にみられる．紫外線が形成に影響するといわれている．黄褐色の隆起性病変が特徴で多くは角膜の鼻側・耳側の結膜に生じる（図14-1）．充血の増大と軽度の痛みを伴う瞼裂斑炎を生じることがある（図14-2）．フルオレセイン染色に染まるびらん・潰瘍を生じる．
- 一般に手術適応はほとんどないが，整容や腫瘍との鑑別目的で切除されることがある．組織は無構造で細胞成分の少ない沈着物とされている．瞼裂斑炎には低濃度ステロイド薬点眼を用いる．

2 翼状片 (図14-3, 4)

- 瞼裂部の結膜が角膜上に成長し伸展した状態である．通常は鼻側に発症する．結膜組織が結膜・角膜の組織間バリアである輪部幹細胞（limbal stem cells）を越境して角膜に侵入したものである（図14-3）．その名の通り形状が翼状の三角形で，先端を頭部，幅広の部分を体部と呼ぶ．
- 本症は角膜に歪みをきたし乱視を惹起することが多い．紫外線原因説が有名だ

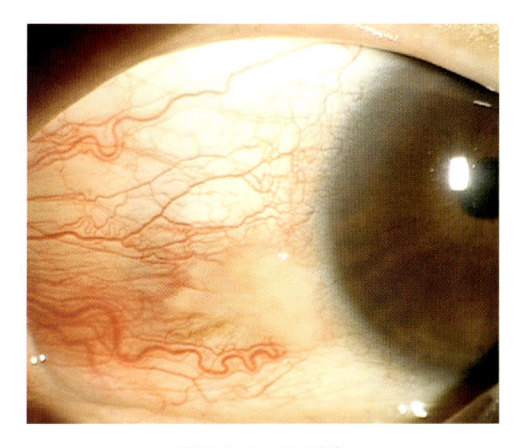

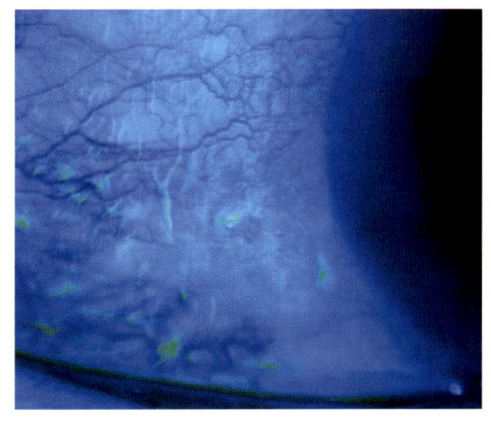

図14-1 瞼裂斑

図14-2 瞼裂斑炎
フルオレセインに染まる潰瘍をみとめる

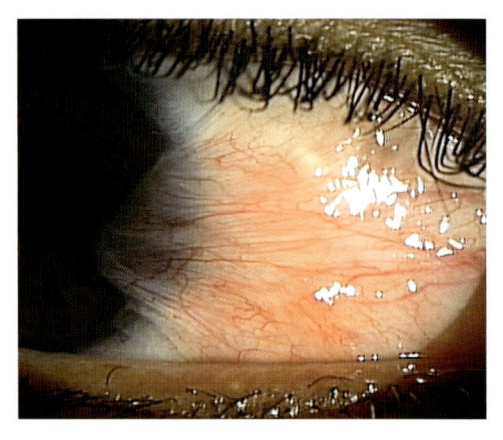

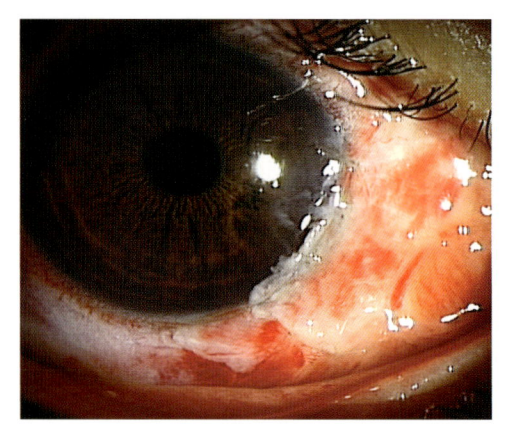

図14-3 翼状片　　　　図14-4 翼状片術後（遊離片移植）

が，その他，乾燥などによって角膜上皮障害が慢性的に繰り返されるために生じると考えられている．組織は弾性線維，膠原線維を含む血管豊富な上皮下組織からなる．
- 類似疾患に偽翼状片がある．これは外傷・熱傷・化学眼外傷・角膜潰瘍などの炎症性角結膜疾患の治癒過程で，翼状片に似た病状が出現したものである．治療は翼状片に準じて行われる．
- 翼状片の治療は切除が唯一の方法である．薬物は対象療法のみで，進行を抑えるものはない．単純切除では再発しやすく，切除後に結膜弁移植（図14-4），0.04％マイトマイシンC塗布，羊膜移植などを追加することが多い．再発率は若年者ほど高い．

3 結膜結石（図14-5）

- 瞼結膜下に小さな白色の塊が溜まる状態で，慢性炎症の結果，結膜上皮のくぼみなどに上皮細胞の蛋白変性によって生じた硝子様物質が貯留したものとされている．自覚症状がなければ放置するが，異物感があれば摘出する．

4 結膜弛緩症（図14-6〜8）

- 結膜弛緩症は結膜が加齢により弛緩した状態である．結膜には眼球運動ができるように適度な伸展性があるが，ゆるみが正常より大きい状態が結膜弛緩症である．弛緩結膜は主に下眼瞼に沿って生じ，程度が強いときは眼瞼縁や角膜表面へ伸展することがある．結膜弛緩症はフルオレセイン染色でよりはっきり確認される．

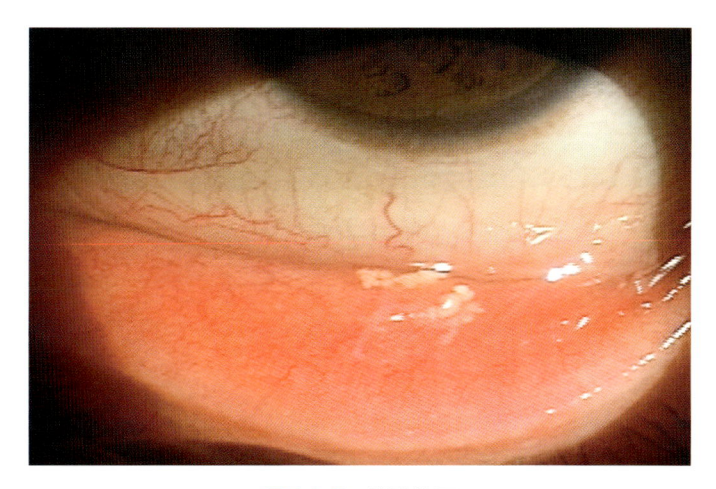

図 14-5　結膜結石

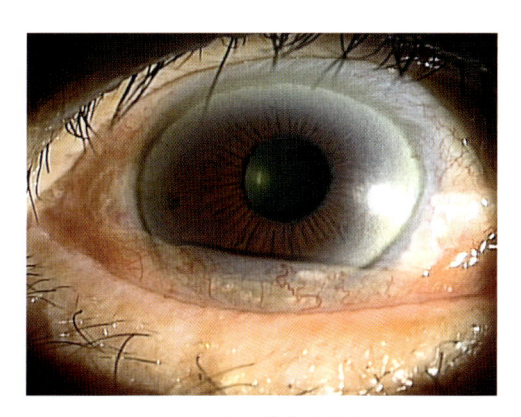

図 14-6　結膜弛緩症
のびきった結膜が下眼瞼縁から外にたれ下がっている．

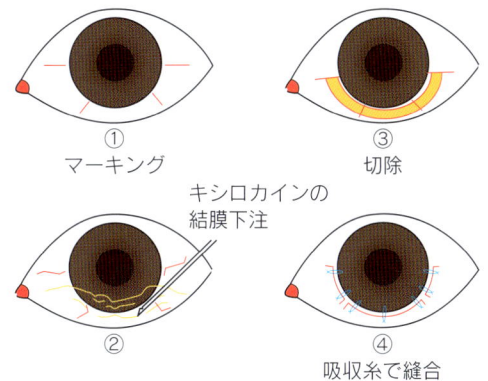

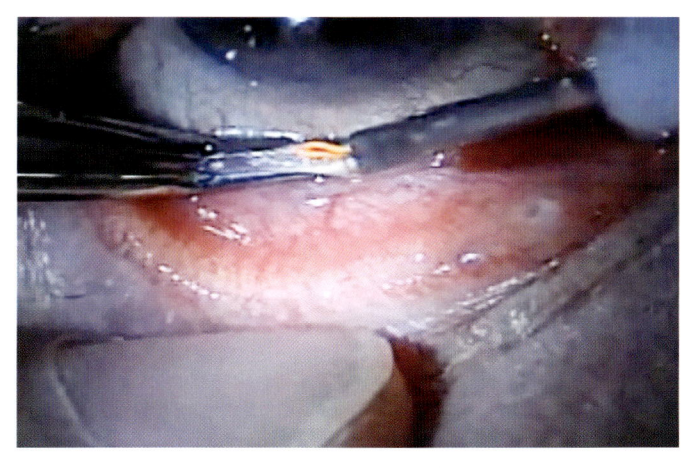

図 14-7　結膜弛緩手術（切除）
① マーキング
② キシロカインの結膜下注
③ 切除
④ 吸収糸で縫合

図 14-8　結膜弛緩手術（焼灼）
（孫　鳳銘先生原図）
たるんだ結膜をはさみ，パクレンで凝固する．

- 症状は眼球運動や瞬きの際に，弛緩結膜が過剰に動くため，異物感を生じる．「ごろごろ」，「しょぼしょぼ」，何か溜まっている「眼ヤニが出る」感じなどの不快症状となる．結膜襞の隙間に涙が貯留するため，それがまとまって流れ落ちると流涙感を生じる．結膜の可動性が増すため結膜下出血も起こりやすくなる．さらに涙液が弛緩結膜襞に貯留してしまい，角膜に涙がいきにくくなるためドライアイの原因にもなり得る．
- 治療は原則として手術である．方法は切除（図14-7），縫着，凝固（図14-8）など多彩である．点眼薬では症状は軽快するが完治はしない．

5 色素沈着

- 結膜色素沈着には薬剤沈着と金属沈着がある．薬剤ではエピネフリンとアミオダロンが有名である．エピネフリンの長期点眼は酸化した黒褐色の色素（アドレノクロム）沈着を生じ，アミオダロンの服用は角膜上皮下に茶色の色素沈着を生じる（アミオダロン角膜症）．
- 金属では結膜銀症と結膜金症がある．結膜銀症は硝酸銀点眼の副作用として生じ，結膜金症は関節リウマチに対する金療法でみられる．

6 結膜アミロイド症

- 結膜アミロイドーシスは中年成人にみられる稀な結膜変性で，全身のアミロイドーシスとは無関係に生じるとされる．サーモン色の丘疹状隆起を形成して眼瞼下垂になることがある．また血管壁のアミロイド蓄積から再発性結膜下出血を起こすことがある．

XV 腫瘍

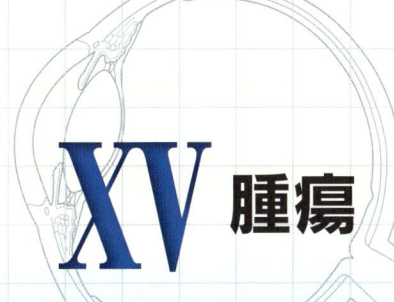

1 良性腫瘍

A 母斑（図15-1）

- 母斑は神経堤細胞由来の母斑細胞が，結膜上皮基底部か結膜上皮下で増殖した腫瘍である．幼少児期からみられ，細胞内メラニン色素の量によって黒褐色や茶褐色など色調はさまざまである．年齢とともに色素が増加する．一般に，球結膜にみられ，扁平で，表面に小嚢胞がみられる．
- 鑑別は悪性黒色腫である．瞼結膜や円蓋部結膜に厚い母斑がみられたときは悪性黒色腫を疑って観察を続ける．母斑は大きさがあまり変わらない点と小嚢胞の存在が参考になる．

B 乳頭腫（図15-2）

- 内眼角領域に多く球結膜，瞼結膜のいずれからも発生する乳頭状の有茎病変である．血管に富み，表面は平滑である．球結膜では角膜輪部付近に好発し，角膜にも浸潤することがある．ヒト乳頭腫ウイルス（human papilloma virus）が原因とされている．組織学的には肥厚した結膜上皮の中に血管を含んだ線維性結合組織である．

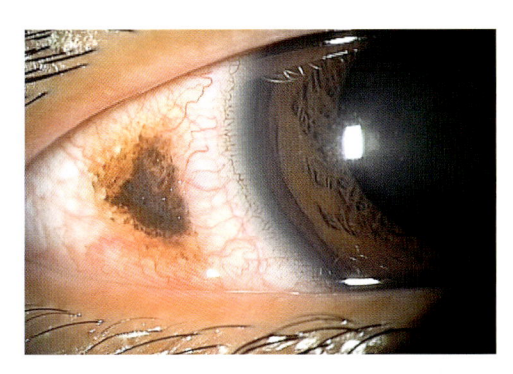

図15-1 母斑（Nevus）

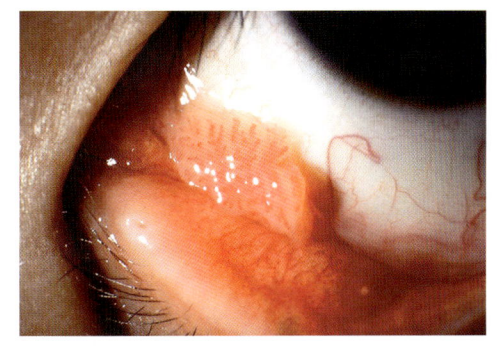

図15-2 乳頭腫
（小幡博人先生原図）

C 血管腫（図15-3）

- 結膜血管由来だが，外眼筋，強膜の血管からも発生する．毛細血管性血管腫，血管内皮腫，海綿状血管腫などがある．小児に多い．自然退縮したり，急に大きくなったり，出血したりするが，通常は経過観察する．積極的処置は単純切除，ステロイドの局所注射，レーザー，CO_2レーザーなど．

2 悪性腫瘍

A 結膜上皮内新生物（conjunctival intraepithelial neoplasia；CIN）（図15-4）

- 本症は上皮性腫瘍で，上皮内上皮腫，上皮内癌などともいわれる．扁平上皮癌の前癌病変である．
- 発症には紫外線や炎症のほか，ヒト乳頭腫ウイルスの関与も指摘されている．白色および淡赤色のゼラチン様の扁平な病変で，角膜輪部に好発する．角膜表層に侵入することがある．
- 組織学的には結膜上皮細胞が全層にわたって異型性を示すが，基底膜は正常で固有層への浸潤もない．治療は単純切除を行う．

B 扁平上皮癌（図15-5）

- 結膜扁平上皮癌（conjunctival squamous cell carcinoma）は上皮内新生物CINと同類の腫瘍である．異型上皮細胞がCINでは上皮層内にとどまるが，本症では基底膜を超えて上皮下の固有層へ浸潤する．表面不整，隆起性の腫瘍で，外見は分化度や進行状況で異なる．

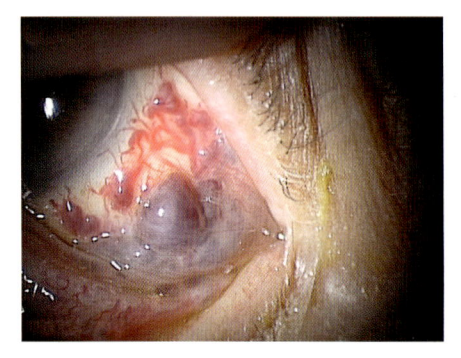

図15-3 血管腫

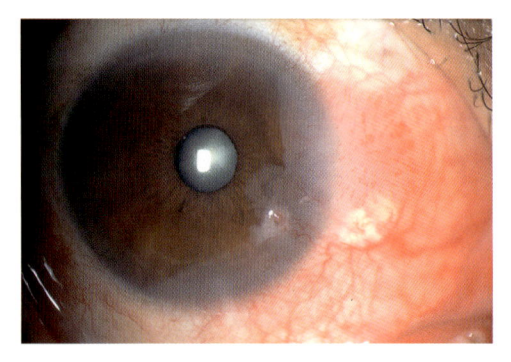

図15-4 結膜上皮内新生物（CIN）
（吉川　洋先生原図）

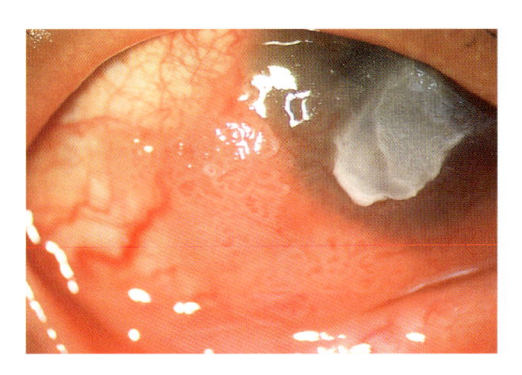

図 15-5　扁平上皮癌
（小幡博人先生原図）

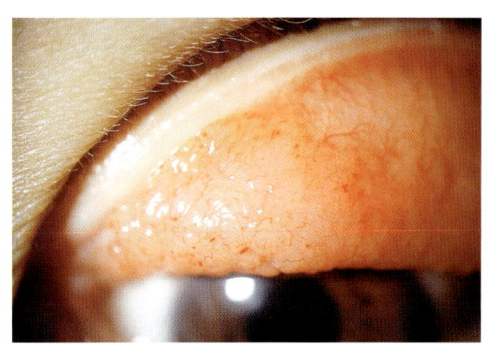

図 15-6　悪性リンパ腫
（Proctor Fds原図）

- 鑑別診断は CIN と扁平上皮乳頭腫である．扁平上皮乳頭腫は有茎性であるのに対し，CIN は広基性で平坦平滑，扁平上皮癌は広基性で隆起性である．
- 治療は患部を切除し，切除部分を冷凍凝固する．また，マイトマイシン C（MMC）などの抗腫瘍剤の点眼も使われる．

C 悪性リンパ腫 （図15-6）

- 結膜には粘膜関連リンパ装置（mucosa associated lymphoid tisuue；MALT）に相当する結膜関連リンパ装置（conjunctiva associated lymphoid tissue；CALT）が存在し，局所免疫を担っている．この MALT ないしは CALT でリンパ球が腫瘍性に増殖したものが MALT リンパ腫であり，結膜原発の悪性リンパ腫の多くはこの MALT リンパ腫である．多くは反応性リンパ組織過形成と診断されてきたもので，臨床的には良性経過が多い．
- 結膜下にスモークサーモンのような赤色調で，表面平滑な腫瘤であり，外見だけで診断が可能である．確定診断はヘマトキシリン-エオジン（HE）染色や，免疫組織学的染色でリンパ球の増殖を証明する．
- 治療は病巣局所への放射線照射が第一選択となる．切除病理検査で低悪性度なら放置観察する．

D 悪性黒色腫 （malignant melanoma）（図15-7）

- 本症は日本人では非常に稀で，白人種の10分の1の発症率とされている．結膜原発と母斑（図15-1）や後天メラノーシス（図15-8）起源の場合の両方がある．年齢はさまざまである．
- 腫瘍は球結膜や瞼結膜に隆起した黒褐色病変として生じる．成長は比較的早く転移しやすい．好発部位は輪部で，球結膜では腫瘍に向かって血管が伸びることが多い．一般にサイズがより大きく，多発し，円蓋部発症の場合などは予後不良とされる．組織像は明瞭な核小体を有する，メラニン産生細胞の異常増殖である．

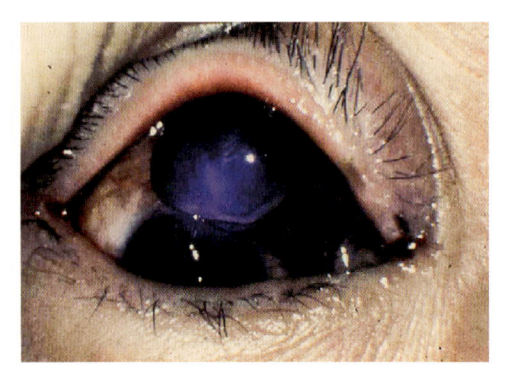

図 15-7　悪性黒色腫

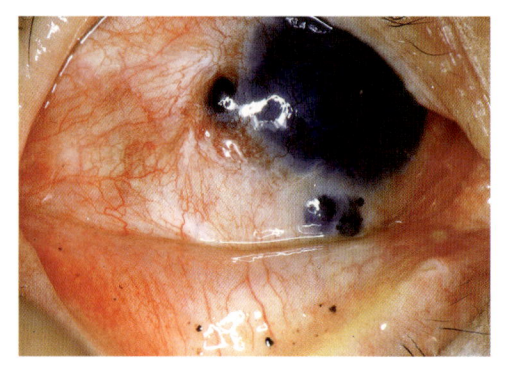

図 15-8　結膜メラノーシス

鑑別診断では後天メラノーシスは厚くない点，母斑は境界明瞭で拡大しない点が決め手である．
- 治療は広めの切除が原則である．併用療法にはレーザー治療，冷凍凝固，マイトマイシン C（MMC）点眼などがある．転移しやすいので大きい病巣や再発に対しては眼窩内容除去術も検討される．

3 腫瘍性疾患

A 結膜囊胞（図 15-9）

- 本症は球結膜の半透明なドーム状の隆起性病変である．原因不明の特発性と外傷，術後に生じるものがある．内容は漿液性からゼリー状である．組織学的には，囊胞内腔を 1〜2 層の上皮が覆っている．結膜上皮が実質内に陥入したものと考えられている．鑑別にリンパ管拡張があるが，リンパ管拡張では内腔の内皮細胞が 1 層である．

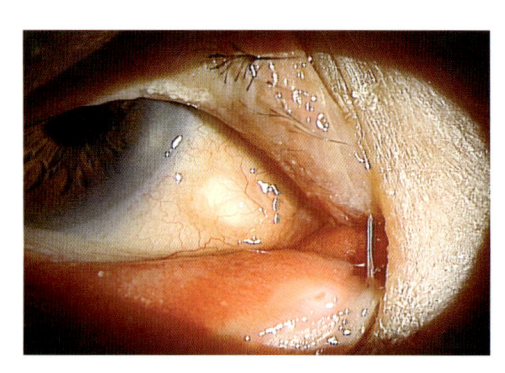

図 15-9　結膜囊胞

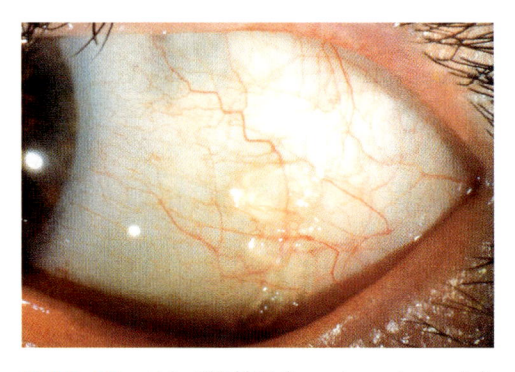

図 15-10　リンパ管拡張（lymphangiectasia）

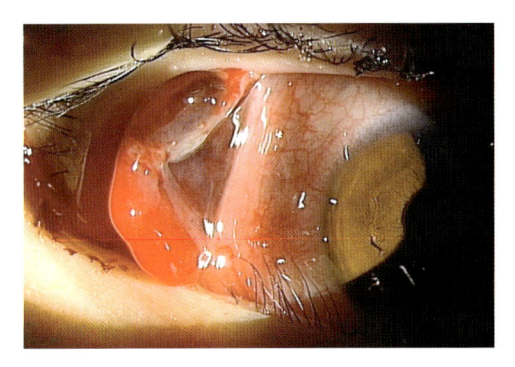

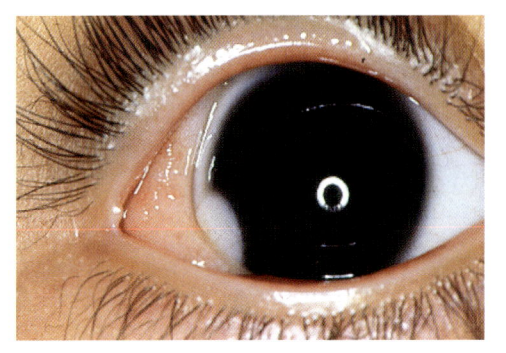

図 15-11　化膿性肉芽腫　　　　図 15-12　角結膜類皮腫（デルモイド）

B リンパ管拡張（図 15-10）

- 本症は，結膜内のリンパ管が拡張した結果，外からみてわかるように透明に膨れ上がった病変である．リンパ管の循環障害が考えられるが，原因は明確ではない．可動性で，単一隆起と数珠状の場合がある．組織学的には，管内にリンパ液を認め，内腔面は1層の内皮細胞である．治療は穿刺か切除である．鑑別疾患には結膜嚢胞や結膜リンパ管腫がある．

C 化膿性肉芽腫（図 15-11）

- 化膿性肉芽腫は霰粒腫などに続発生する，鮮紅色の結節状，ポリープ状の病変である．血管拡張性肉芽腫に化膿性炎症が加わったもので，真の血管腫，反応性肉芽組織，毛細血管の増生などの病態が混在している．これらを判別することは困難で，組織学的には通常"化膿"も"肉芽腫"もない．実際は化膿性炎症になる前に発見され，化膿性肉芽腫と診断されることは少ない．

D 類皮腫（デルモイド）（図 15-12）

- 本症は先天性良性腫瘍で，胎生期の鰓弓分化異常により皮膚組織が角結膜に迷入した異所性の分離腫の一つである．下耳側の角膜輪部にみられる白色の半球状隆起である．出生時に認められ，特徴的外見から診断は容易である．腫瘍表層にはしばしば毛髪が観察される．角膜輪部に生じる輪部デルモイドと結膜に生じる結膜デルモイドがある．輪部デルモイドは生後すぐ発見されるが，結膜デルモイドは後々偶然発見されることが多い．
- 輪部デルモイド，副耳，耳瘻孔の3主徴からなるものはゴルドナール症候群（Goldenhar syndrome）と呼ばれる．
- 本症の視力予後には乱視が強く影響し，不同視弱視の治療が重要である．治療は腫瘍の切除に加え，表層角膜移植を行う．結膜デルモイドは輪部デルモイド合

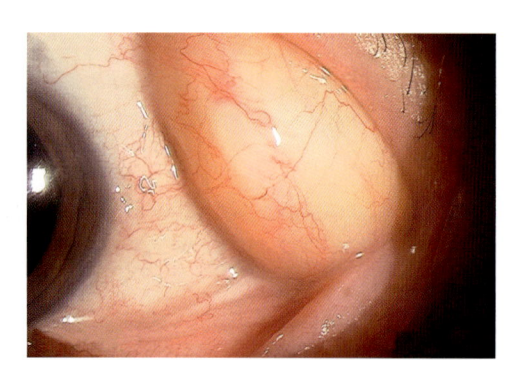

図 15-13　眼窩脂肪ヘルニア

併例と，単独例とがある．いずれも，手術による完全切除は難しく，通常手術せず経過観察する．

E 眼窩脂肪ヘルニア（図15-13）

- 本症は眼瞼皮下と結膜下に生じ得る．結膜下眼窩脂肪ヘルニアは筋円錐内の脂肪がテノン囊の脆弱部から結膜下に脱出したものである．原因は主に加齢である．鑑別診断は，脂肪腫，涙腺脱，リンパ腫などがある．

XVI 外傷，濾過胞

1 外傷

A 結膜下出血（別項参照）

- 球結膜内でなんらかの原因で血管が破れて出血したものである．ほとんどは特発性（図3-25）で，原因が明確なものは外傷性（図3-26）か炎症性である（図3-27, 28）．

B 結膜裂傷

- 外傷による結膜全層か部分かの亀裂である．重要点は結膜下で眼球穿孔しているか否かである．角膜裂傷の合併（図16-1）では判断は容易だが，結膜裂傷だけの場合，出血や浮腫が高度であると，強膜が見づらくこの判断は必ずしも容易ではない．この際は，眼圧が参考になる．異常に低眼圧であれば，穿孔の可能性が高い．眼内炎の発症に留意して内眼部の観察を十分に行い，必要があれば感染予防処置をする．
- また，特殊な状況であるが，義眼などの長期使用により慢性炎症の結果，結膜嚢が穿孔することがある（図5-10）．眼窩への感染拡大に注意する．

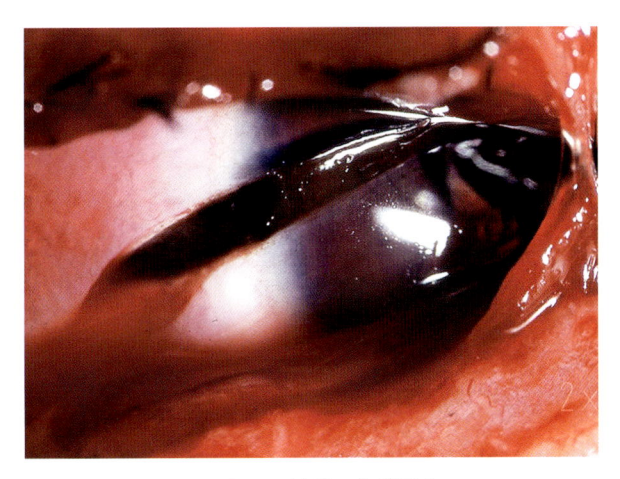

図16-1 結膜・角膜裂傷

C 結膜異物

- 結膜は外界に直接触れているため，あらゆる異物が飛入し得る．大半は容易に涙液でwash outされるが，ときに結膜実質に食い込んだり，結膜下に埋没する場合もある．治療は異物を摘出するか，一部結膜を含めて切除すれば通常問題はない．

D 結膜熱傷（図16-2）

- 熱湯，火炎などに曝露した際生じる炎症である．軽傷の場合は上皮びらんなど生じても全快するが，重症の場合は瘢痕を残すことがある．

E 結膜薬傷（図16-3, 4）

- アルカリ性薬品，塩酸，硫酸などの酸性薬品，その他さまざまな薬物が結膜に飛入した後生じる炎症である．多くは毒性反応である．

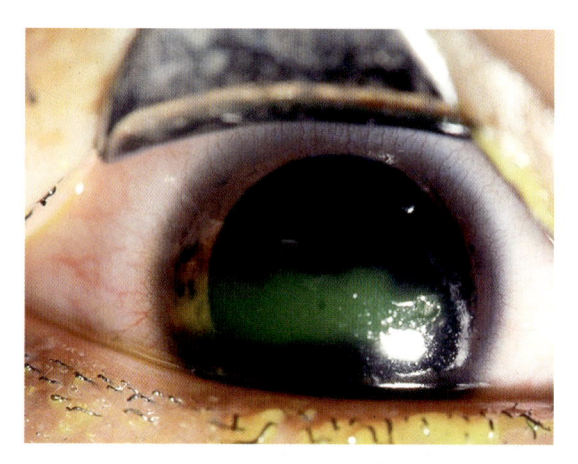

図16-2　熱傷

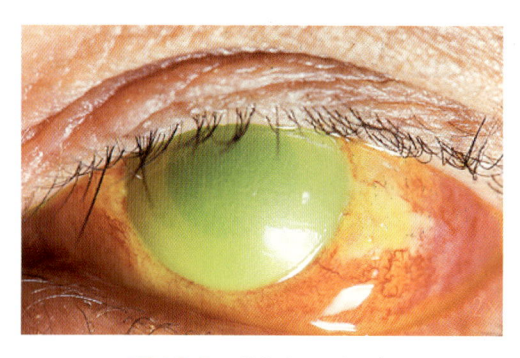

図16-3　薬傷（アルカリ）

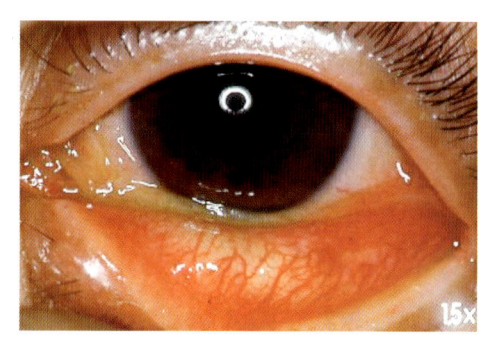

図16-4　薬傷（塩酸）

- 反応は薬品の種類によって異なるが，最も重篤で要注意はアルカリである．アルカリは組織深く染み込むため，強い混濁や瘢痕を残しがちである．酸はアルカリに比べ軽傷で予後は比較的良好である．
- 薬傷の治療原則は即座かつ大量の生理食塩水や水道水などによる洗浄である．機械的に飛入薬物を除去することが最良の初期処置となる．通常，事後の薬物療法は二次的意味しかない．
- 感染予防の目的で抗菌薬点眼，抗炎症目的でステロイド薬点眼をする場合がある．

2 濾過胞

A 濾過胞穿孔（図16-5）

- 緑内障に対する線維柱帯切除術後の結膜濾過胞（ブレブ）が薄くなって穿孔し，房水が漏出する状態である．多くの場合，濾過胞感染の原因となる．

B 濾過胞感染（図16-6）

- 緑内障の線維柱帯切除術後の結膜濾過胞が薄くなって穿孔し，その漏出部位から結膜嚢内細菌が逆行性に侵入し感染した状態である．通常，術後晩発性である．適切な処置治療をしないと，感染が前房，さらには硝子体に波及して重篤な眼内炎となることがある．本症の起炎菌はレンサ球菌が多い．

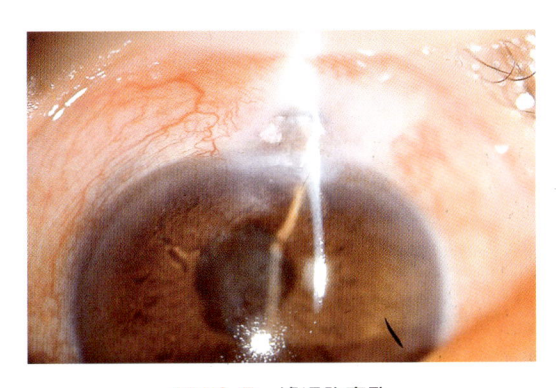

図 16-5 濾過胞穿孔
房水が漏出している．

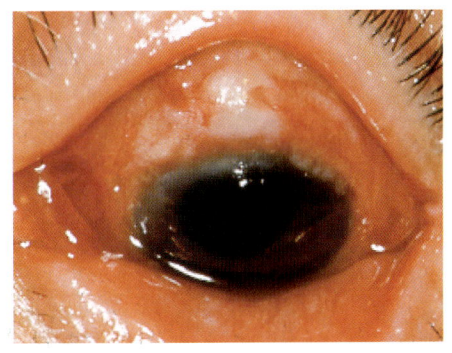

図 16-6 ブレブ晩発感染
眼内炎

コラム ～我が恩師～

　ここで常日頃，自分の胸の上を去らない3人の恩師について書き記したいと思う．

　自分が横浜市大眼科で研修を始めた時の主任教授は田中直彦先生である．先生は角膜ヘルペスや緑膿菌角膜潰瘍を専門に研究されて来られ，まさに当時角膜感染症の最高の指導者のお一人であった．先生には大学の外眼・感染症クリニックで角膜感染症を中心にした外眼部疾患全般の御指導を受けた．次に記す Dr Thygeson に渡りをつけ，留学の道を開いて下さったのも田中先生である．終生第一の恩人である．（写真1）

　2年間 Proctor Foundation に留学した．毎週木曜日ランチタイムに5～6人の fellow に対して外眼部疾患をご指導くださったのは，Thygeson's superficial punctate keratitis の Thygeson 先生である．徹底的に臨床症状を重視する姿勢，また医学では教育が何よりも重要であることを自ら示して下さった先生の信条は今でも自分の大きな財産として刻印されている．先生の爪のアカを飲んで帰国した．（写真2）

　小生の塗抹検鏡の師は Maso Okumoto 氏である．彼は日系アメリカ人で，おそらく当時全米で ocular microbiology の第一人者であった．Proctor にいる間に，彼が Stanford instruction course で用いていた眼科塗抹標本のスライドグラス全箱を自ら検鏡させてもらった．標本の宝庫であった．その時横には最高の指導者がいたのである．（写真3）

　最後に，恩師ではなく，恩人また友人として愛媛大学の大橋裕一副学長に触れたい．小生の大学在職中から開業後の今日まで，先生には講演と執筆を通じて多くの学術活動の機会を頂いて来た．氏はバレーボールで言えば名セッターである．おかげで何度かスパイクをさせていただけた．その都度，自己資料の整理や発展研究にモチベーションが上がり，本書にも繋がったと思っている．感謝したい．

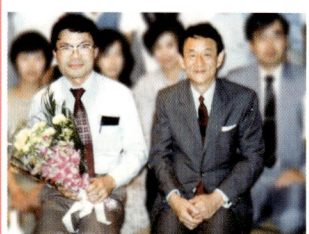

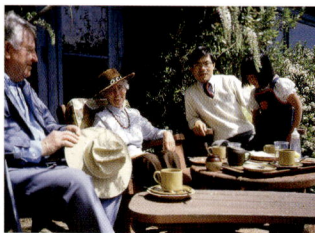

写真1　田中直彦先生（前列中央向かって右）

写真2　Thygeson 先生御夫妻と筆者と長女響子（Los Altos の御自宅で）

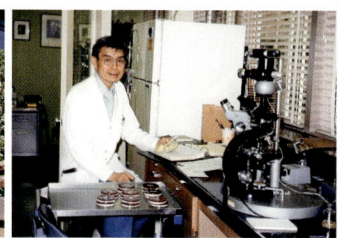

写真3　Masao Okumoto 氏（Proctor foundation 細菌検査室にて）

●主な点眼薬一覧

抗菌薬					
系統	一般名	商品名	略号	用量	備考
セフェム系	セフメノキシム塩酸塩	ベストロン点眼液	CMX	4回/日	
アミノ配糖体系	トブラマイシン	トブラシン点眼液	TOB	4回/日	
	ゲンタマイシン硫酸塩	ゲンタシン点眼液	GM	4回/日	
	ジベカシン硫酸塩	パニマイシン点眼液	DKB	4回/日	
マクロライド系					合剤であり
クロラムフェニコール	クロラムフェニコール	クロラムフェニコール点眼液	CP	1～4回/日	合剤もあり
グリコペプチド系	バンコマイシン塩酸塩	バンコマイシン眼軟膏	VCM	4回/日	
合剤	クロラムフェニコール・コリスチンメタンスルホン酸ナトリウム	オフサロン点眼液	CP・CL	4～5回/日	
	エリスロマイシンラクトビオン酸塩・コリスチンメタンスルホン酸ナトリウム	エコリシン点眼液・眼軟膏	EM・CL	数回/日	
キノロン系	オフロキサシン	タリビッド点眼液	OFLX	3回/日	
		タリビッド眼軟膏	OFLX	数回/日	
	レボフロキサシン水和物	クラビット点眼液	LVFX	3回/日	
		クラビット点眼液1.5%	LVFX	3回/日	
	ノルフロキサシン	ノフロ，バクシダール点眼液	NFLX	3回/日	
	塩酸ロメフロキサシン	ロメフロン点眼液	LFLX	3回/日	
	ガチフロキサシン水和物	ガチフロ点眼液	GFLX	3回/日	
	モキシフロキサシン塩酸塩	ベガモックス点眼液	MFLX	3回/日	
	トスフロキサシントシル酸塩	オゼックス，トスフロ点眼液	TFLX	3回/日	

抗真菌薬					
ポリエン系	ピマリシン	ピマリシン点眼液	PMR	6～8回/日	
		ピマリシン眼軟膏	PMR	4～5回/日	

抗ウイルス薬					
	アシクロビール	ゾビラックス眼軟膏	ACV	5回/日	

抗アレルギー薬					
肥満細胞膜安定化剤	クロモグリク酸ナトリウム	インタール点眼液		4回/日	
	アンレキサノクス	エリックス点眼液		4回/日	
	ペミロラストカリウム	アレギサール点眼液		2回/日	
		ペミラストン点眼液		2回/日	
	トラニラスト	リザベン点眼液		4回/日	
		トラメラス点眼液		4回/日	
	イブジラスト	アイビナール点眼液		4回/日	
		ケタス点眼液		4回/日	
	アシタザノラスト水和物	ゼペリン点眼液		4回/日	
ヒスタミンH1ブロッカー	ケトチフェン	ザジテン点眼液		4回/日	
	レボカバスチン塩酸塩	リボスチン点眼液		4回/日	
	オロパタジン塩酸塩	パタノール点眼液		4回/日	

免疫抑制薬				
	シクロスポリン	パピロックミニ点眼液	3回/日	
	タクロリムス水和物	タリムス点眼液	2回/日	
ステロイド薬				
	デキサメタゾンリン酸エステルナトリウム	オルガドロン点眼液	3〜4回/日	
	デキサメタゾンメタスルホ安息香酸エステルナトリウム	サンテゾン点眼液	3〜4回/日	
		コンドロンデキサ点眼液	3〜4回/日	
		ビジュアリン点眼液	3〜4回/日	
	ベタメタゾンリン酸エステルナトリウム	リンデロン点眼液	3〜4回/日	
	同上・フラジオマイシン硫酸塩	リンデロンA点眼液	数回/日	
		リンデロンA眼軟膏	数回/日	
	フルオロメトロン	フルメトロン点眼液	2〜4回/日	
		オドメール点眼液	2〜4回/日	
	プレドニゾロン酢酸エステル	PSゾロン点眼液	数回/日	
		プレドニン眼軟膏	数回/日	
	フラジオマイシン硫酸塩メチルプレドニゾロン	ネオメドロールEE眼軟膏	数回/日	
	ヒドロコルチゾル酢酸エステル	HCゾロン点眼液0.5%「日点」	数回/日	
非ステロイド性抗炎症薬				
	プラノプロフェン	ニフラン．プロラノン点眼液	4回/日	
	ブロムフェナックナトリウム水和物	ブロナック点眼液	2回/日	
	アズレンスルホン酸ナトリウム	AZ点眼液	3〜5回/日	
	グリチルリチン酸二カリウム	ノイボルミチン点眼液	5〜6回/日	
消炎酵素薬				
	リゾチーム塩酸塩	ムコゾーム点眼液	数回/日	
角膜治療薬				
	精製ヒアルロン酸ナトリウム	ヒアレイン．ヒアレインミニ．ティアバランス	4〜6回/日	
	コンドロイチン硫酸エステルナトリウム	コンドロン．アイドロイチン	2〜4回/日	
	フラビンアデニンジヌクレオチドナトリウム	フラビタン	3〜6回/日	
	コンドロイチン硫酸エステルナトリウム・フラビンアデニンジヌクレオチドナトリウム	ムコファジン	3〜6回/日	
	ホウ酸・無機塩類配合剤	人口涙液マイティア点眼液	5〜6回/日	
ドライアイ治療薬				
	ジクアホソルナトリウム	ジクアス点眼液	4〜6回/日	
	レバミピド	ムコスタ点眼液	4回/日	

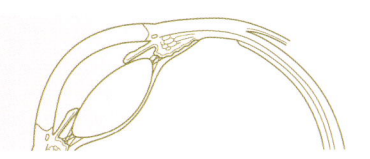

索引

● 和文

あ
悪性黒色腫　111
悪性リンパ腫　111
アシクロビル　71
アデノウイルス感染予防　52
アトピー性角結膜炎　83, 87
アルカリ　117
アレルギー性結膜炎　83, 84
アレルギーマーチ　91

い
石垣状乳頭　86
移植片対宿主病　102
咽頭結膜熱　69
インフルエンザ菌　35, 40, 53, 57
インプレッションサイトロジー　96

う
ウイルス　2
ウォルフリング腺　vi

え
エンテロウイルス70型　69

お
黄色ブドウ球菌　34, 53
オゾン水　52
温罨法　99
温度　48

か
外眼角　vii, 5
潰瘍性結膜炎　44
角膜軟化症　99
カタル性結膜炎　40, 54
化膿性結膜炎　39
化膿性肉芽腫　113
カポジ水痘様発疹　70
カモガヤ　85
眼圧　115
眼角結膜炎　44
眼窩脂肪ヘルニア　114
眼窩内容除去術　112
眼球付属器　2
眼瞼結膜炎　44
眼脂　15
カンジダ　81
乾性角結膜炎　93
眼内炎　117
眼類天疱瘡　101

き
寄生虫　2
基本小体　79
偽膜　16, 24, 77
偽膜性結膜炎　43, 104
ギムザ染色　32, 85, 90
球結膜　viii, 6
急性出血性結膜炎　69
莢膜　58
強膜充血　20
偽翼状片　106
巨大乳頭性結膜炎　83, 87

く
クラウゼ腺　vi
クラミジア　2
クラミジア・トラコマチス　75
グラム染色　33

け
蛍光抗体法　78
形質細胞　9, 12
血液検査　3
結核　89
結膜アミロイド症　108
結膜異物　116
結膜円蓋　viii, 6
結膜下出血　21, 69, 108, 115
結膜乾燥症　99, 100
結膜関連リンパ装置　111
結膜結石　106
結膜擦過　32
結膜弛緩症　106
結膜充血　19
結膜上皮内新生物　110
結膜熱傷　116
結膜囊胞　112
結膜半月ヒダ　vii
結膜浮腫　25
結膜弁移植　106
結膜薬傷　116
結膜裂傷　115
結膜濾過胞　117
結膜濾胞症　42
瞼球癒着　26, 101
検鏡　29
瞼結膜　viii, 6

瞼板筋　7
瞼裂斑　105
瞼裂斑炎　105

こ

コアグラーゼ陰性ブドウ球菌　60
抗核抗体　98
硬化斑　86
後眼瞼縁　vii
抗原提示細胞　11
好酸球　85, 90
抗シェーグレン症候群 A 抗体　98
抗シェーグレン症候群 B 抗体　98
抗ヒスタミン薬　87
コクサッキー A24 型ウイルス　69
後結膜動脈・静脈　10
コッホ・ウィークス菌　57, 64
固定　32
コリネバクテリウム属　13, 65
ゴルドナール症候群　113
混合充血　19, 20

さ

細菌　2
細胞質内封入体　77
細胞膜貫通型ムチン　11
擦過塗抹検査　29

し

シェーグレン症候群　93, 97
紫外線　105
時間　48
色素沈着　23, 108
子宮頸管炎　76
ジクアスルホン酸ナトリウム点眼液　96
自己血清　97

自己免疫疾患　101
糸状眼脂　16
糸状角膜炎　103
耳前リンパ節腫脹　68
ジフテリア菌　65
ジフテリア結膜炎　65
充血　1, 19
腫脹　1
術前減菌法　47, 52
春季カタル　83, 86
常染色体劣性遺伝　104
消毒の 3 要素　48
上皮寄生　56, 63
睫毛乱生　79, 80
上輪部角結膜炎　103
シルマーテスト　94
真菌　2, 87

す

水層　viii, 93
垂直感染　60
水平感染　60
水様性・漿液性眼脂　16
スギ　85
スティーブンス-ジョンソン症候群　101
ステロイド薬　87
スパーテル　30
スペクトル　52

せ

性行為感染症　75, 76
生体染色　95
接触性皮膚炎　84, 88
線維層　8
線維素性眼脂　16
線維柱帯切除術　117
遷延性上皮欠損　97
前眼瞼縁　vii
前結膜動脈・静脈　10
腺様層　8

そ

総 IgE　90

た

多核巨細胞　71
多形核白血球　16, 77
ダニ　87
単純ヘルペスウイルス　70
単純ヘルペスウイルス結膜炎　70

ち

腸球菌　49

つ

ツァイス腺　vi

て

ディフ・クイック®染色　32, 90
ディフ・クイック染色®　85
テノン嚢　vi, 9, 114
デルモイド　113
点状表層角膜炎　68
伝染性軟属腫ウイルス　71

と

疼痛　1
特異的 IgE　90
塗抹　32
塗抹検査　3
トラコーマ　75

な

内眼角　vii, 5

に

乳頭　22
乳頭腫　109
乳頭性結膜炎　42
ニューカッスル病ウイルス　71

ね

熱感　1
粘液性眼脂　16
粘膜関連リンパ装置　111

の

膿性眼脂　16
濃度　48
膿漏眼　62

は

肺炎球菌　35, 40, 53
杯細胞　viii, 11, 93
培養検査　3, 36
ハウスダスト　87
はやり目　67
パリノー眼リンパ節症候群　103
半月ヒダ　vii
瘢痕　26
パンヌス　79
反応性リンパ組織過形成　111

ひ

ヒアルロン酸　96
微絨毛　7
ビタミンA　103
ビタミンA欠乏症　99
ヒト乳頭腫ウイルス　109
ヒノキ　85
皮膚粘膜眼症候群　101
皮膚反応　89
肥満細胞　9

肥満細胞膜安定化薬　87
表層角膜移植　113
ピンクアイ　58

ふ

封入体　75
封入体性結膜炎　75
ブドウ球菌属　13
プラズマ細胞　12, 77
プラスミノーゲン　104
ブラッシュサイトロジー　96
フリクテン性結膜炎　84, 89
フルオレセイン染色　95
プール熱　69
プロピオニバクテリウム・アクネス　13
分泌型ムチン　11, 93
分離腫　113

へ

扁平上皮癌　110
ヘンル腺　vi

ほ

放射線照射　111
母斑　109

ま

マイトマイシンC　106, 111, 112
マイボーム腺　vi
マイボーム腺　93
マイボーム腺開口部　vii, 5
マイボーム腺機能不全　94, 99
膜型ムチン　93
マンツ腺　vi

み

ミュラー筋　vi

ミューラー筋　7

む

ムチン層　viii, 11, 93

め

メラニン色素　109
免疫的抗原染色　3
免疫抑制薬　87

も

毛様充血　19, 20
網様体　79
木質結膜炎　104
モラクセラ菌　54
モラックス・アクセンフェルド杆菌　64
モル腺　vi

ゆ

油層　viii, 93

よ

羊膜移植　106
翼状片　105

ら

ラクトフェリン　96
ランセット型　58

り

リウマトイド因子　98
リサミングリーン染色　95
リゾチーム　11, 96
流行性角結膜炎　67
緑膿菌　54

淋菌　36, 54
リンパ管　9
リンパ管拡張　112, 113
リンパ球　9
輪部幹細胞　105

る

涙液蒸発亢進　93
涙液層破壊時間　95
涙液分泌減少　93

涙液膜　viii
涙液メニスカス　94, 95
涙丘　vii
涙三角　94
涙腺　vi, 93
涙点　vii
涙点プラグ　97
涙点閉鎖術　97
類皮腫　113

れ

レバミピド点眼液　96

ろ

濾過胞　117
濾過胞感染　117
ローズベンガル染色　95
濾胞　9, 23
濾胞性結膜炎　41

● 欧　文

A
adenoid layer　8

C
Cat-Scratch disease　103
chemosis　39
Crede 点眼　63

D
discharge　15

E
empiric therapy　2
epithelial parasitism　56

F
fibrin　104
fibrous layer　8
flashing　57
follicle　9

G
germinal center　x, 9

Goldenhar syndrome　113
graft-versus-host disease　94

H
Herbert's pit　79
Horner-Trantas dots　86
host-parasite-drug relationship　47

I
IgA　11
IgG　11

K
Koplik'spots　73

L
Langerhans 細胞　11
Leber cells　77
ligneous conjunctivitis　104
lysozyme　11

M
malignant melanoma　111

microvilli　7
MUC1　93
MUC4　93
MUC5AC　93
mucinous discharge　16

O
ocular cicatricial pemphigoid　93
Ocular cicatricial pemphigoid　101

P
P. acnes　49
palisades of Vogt　26
pannus　79
purulent discharge　16

S
Schirmer 試験 I 法　94
Schirmer 試験 II 法　95
shield ulcer　86
Stevens-Johnson syndrome　101
Stevens-Johnson 症候群　93
stringy discharge　16

T

tear film breakup time；BUT
　95
Tenons capsule　9

TLR2　12
TLR4　12

V

VDT作業　97

W

watery-serous discharge　16

● 略　語

CALT　12, 111
CIN　110
CNS　60
ELISA　78, 90
GVHD　94, 102
MALT　12, 111

MGD　99
MRSA　13, 49
MRSE　13
PCR　3, 78
PED　97
PMN　16

POV　26
RAST　90
SLK　103
STD　75
TLR　12

著者略歴

1975年	横浜市立大学医学部卒業
1983年	横浜市立大学医学部眼科 講師
1984年	UC San Francisco　Francis F.I.Proctor Foundation 留学
1991年	横浜市立大学医学部眼科 助教授
1997年	ルミネはたの眼科 院長
2009年	横浜市立大学医学部 臨床教授

●学会役員
日本眼感染症学会評議委員
日本眼炎症学会理事
日本角膜学会評議委員
緑膿菌感染症研究会運営委員

身につく
結膜疾患の診断と治療

定価（本体7,000円＋税）

2012年10月25日　第1版第1刷発行

著　者　秦野　寬（はたの　ひろし）

発行者　古　谷　純　朗

発行所　金原出版株式会社
〒113-8687　東京都文京区湯島2-31-14
電話　編集 ──── (03)3811-7162
　　　営業 ──── (03)3811-7184
FAX ──── (03)3813-0288
振替口座 ──── 00120-4-151494
http://www.kanehara-shuppan.co.jp/

©2012
検印省略
Printed in Japan

印刷・製本／（株）真興社

ISBN978-4-307-35150-8

JCOPY ＜(社)出版者著作権管理機構 委託出版物＞
本書の無断複写は著作権法上での例外を除き禁じられています。複写される場合は、そのつど事前に、（社）出版者著作権管理機構（電話 03-3513-6969，FAX 03-3513-6979，e-mail：info@jcopy.or.jp）の許諾を得てください。

小社は捺印または貼付紙をもって定価を変更致しません。
乱丁，落丁のものはお買上げ書店または小社にてお取り替え致します。